现代著名老中医名著重刊丛书·《第九辑》

细辛与临床

（附疑难重奇案七十三例）

刘沛然　著

U0391891

人民卫生出版社

图书在版编目（CIP）数据

细辛与临床：附疑难重奇案七十三例/刘沛然著．
—北京：人民卫生出版社，2012.11
ISBN 978-7-117-16504-4

Ⅰ.①细…　Ⅱ.①刘…　Ⅲ.①细辛－临床应用
Ⅳ.①R282.710.7

中国版本图书馆 CIP 数据核字（2012）第 235119 号

人卫社官网　www.pmph.com	出版物查询，在线购书	
人卫医学网　www.ipmph.com	医学考试辅导，医学数据库服务，医学教育资源，大众健康资讯	

现代著名老中医名著重刊丛书
第 九 辑
细 辛 与 临 床
（附疑难重奇案七十三例）

著　　者：刘沛然
出版发行：人民卫生出版社（中继线 010-59780011）
地　　址：北京市朝阳区潘家园南里 19 号
邮　　编：100021
E - mail： pmph @ pmph.com
购书热线：010-67605754　010-65264830
　　　　　010-59787586　010-59787592
印　　刷：三河市潮河印业有限公司
经　　销：新华书店
开　　本：850×1168　1/32　**印张：**3.5　**字数：**70 千字
版　　次：2012 年 11 月第 1 版　2024 年 8 月第 1 版第 10 次印刷
标准书号：ISBN 978-7-117-16504-4/R · 16505
定　　价：12.00 元

出版说明

　　自 20 世纪 60 年代开始，我社先后组织出版了一些著名老中医经验整理著作，包括医案、医论、医话等。半个世纪过去了，这批著作对我国现代中医学术的发展发挥了积极的推动作用，整理出版著名老中医经验的重大意义正在日益彰显。这些著名老中医在我国近现代中医发展史上占有重要地位。他们当中的代表如秦伯未、施今墨、蒲辅周等著名医家，既熟通旧学，又勤修新知；既提倡继承传统中医，又不排斥西医诊疗技术的应用，在中医学发展过程中起到了承前启后的作用。他们的著作多成于他们的垂暮之年，有的甚至撰写于病榻之前。无论是亲自撰述，还是口传身授，或是由其弟子整理，都集中反映了他们毕生所学和临床经验之精华。诸位名老中医不吝秘术，广求传播，所秉承的正是力求为民除瘼的一片赤诚之心。诸位先贤治学严谨，厚积薄发，所述医案，辨证明晰，治必效验，具有很强的临床实用性，其中也不乏具有创造性的建树；医话著作则娓娓道来，深入浅出，是学习中医的难得佳作，为不可多得的传世之作。

　　由于原版书出版的时间已久，今已很难见到，部分著作甚至已成为中医读者的收藏珍品。为促进中医临床和中医学术水平的提高，我社决定将部分具有较大影响力的名医名著编为《现代著名老中医名著重刊丛书》并分辑出版，以飨读者。

第一辑　收录 13 种名著

《中医临证备要》　　　　　　　《施今墨临床经验集》

《蒲辅周医案》　　　　　　　　《蒲辅周医疗经验》

《岳美中论医集》　　　　　　　《岳美中医案集》

《郭士魁临床经验选集——杂病证治》

《钱伯煊妇科医案》　　　　　　《朱小南妇科经验选》

《赵心波儿科临床经验选编》　　《赵锡武医疗经验》

《朱仁康临床经验集——皮肤外科》

《张赞臣临床经验选编》

第二辑　收录 14 种名著

《中医入门》　　　　　　　　　《章太炎医论》

《冉雪峰医案》　　　　　　　　《菊人医话》

《赵炳南临床经验集》　　　　　《刘奉五妇科经验》

《关幼波临床经验选》　　　　　《女科证治》

《从病例谈辨证论治》　　　　　《读古医书随笔》

《金寿山医论选集》　　　　　　《刘寿山正骨经验》

《韦文贵眼科临床经验选》

《陆瘦燕针灸论著医案选》

第三辑　收录 20 种名著

《内经类证》　　　　　　　　　《金子久专辑》

《清代名医医案精华》　　　　　《陈良夫专辑》

《清代名医医话精华》　　　　　《杨志一医论医案集》

《中医对几种急性传染病的辨证论治》

《赵绍琴临证 400 法》　　　　　《潘澄濂医论集》

《叶熙春专辑》　　　　　　　　《范文甫专辑》

《临诊一得录》　　　　　　　　《妇科知要》

《中医儿科临床浅解》　　　　　《伤寒挈要》

《金匮要略简释》　　　　　　　《金匮要略浅述》

《温病纵横》　　　　　　　　　《临证会要》

《针灸临床经验辑要》

第四辑　收录 6 种名著

《辨证论治研究七讲》

《中医学基本理论通俗讲话》

《黄帝内经素问运气七篇讲解》　《温病条辨讲解》

《医学三字经浅说》　　　　　　《医学承启集》

第五辑　收录 19 种名著

《现代医案选》　　　　　　　　《泊庐医案》

《上海名医医案选粹》　　　　　《治验回忆录》

《内科纲要》　　　　　　　　　《六因条辨》

《马培之外科医案》　　　　　　《中医外科证治经验》

《金厚如儿科临床经验集》　　　《小儿诊法要义》

《妇科心得》　　　　　　　　　《妇科经验良方》

《沈绍九医话》　　　　　　　　《著园医话》

《医学特见记》　　　　　　　　《验方类编》

《应用验方》　　　　　　　　　《中国针灸学》

《金针秘传》

第六辑　收录 11 种名著

《温病浅谈》　　　　　　　　　《杂病原旨》

《孟河马培之医案论精要》　　　《东垣学说论文集》

《中医临床常用对药配伍》　　　《潜厂医话》

《中医膏方经验选》　　　　　　《医中百误歌浅说》

《中药炮制品古今演变评述》　　《赵文魁医案选》
《诸病源候论养生方导引法研究》

第七辑　收录 15 种名著

《伤寒论今释》　　　　　　　《伤寒论类方汇参》
《金匮要略今释》　　　　　　《杂病论方证捷咏》
《金匮篇解》　　　　　　　　《中医实践经验录》
《罗元恺论医集》　　　　　　《中药的配伍运用》
《中药临床生用与制用》　　　《针灸歌赋选解》
《清代宫廷医话》　　　　　　《清宫代茶饮精华》
《常见病验方选编》　　　　　《中医验方汇编第一辑》
《新编经验方》

第八辑　收录 11 种名著

《龚志贤临床经验集》　　　　《读书教学与临症》
《陆银华治伤经验》　　　　　《常见眼病针刺疗法》
《经外奇穴纂要》　　　　　　《风火痰瘀论》
《现代针灸医案选》　　　　　《小儿推拿学概要》
《正骨经验汇萃》　　　　　　《儿科针灸疗法》
《伤寒论针灸配穴选注》

第九辑　收录 11 种名著

《书种室歌诀二种》　　　　　《女科方萃》
《干祖望医话》　　　　　　　《名老中医带教录》
《班秀文妇科医论医案选》　　《疑难病证治》
《清宫外治医方精华》　　　　《清宫药引精华》
《祝谌予经验集》　　　　　　《疑难病证思辨录》
《细辛与临床（附疑难重奇案七十三例）》

　　这些名著大多于 20 世纪 60 年代前后至 90 年代后在我

社出版，自发行以来一直受到广大读者的欢迎，其中多数品种的发行量达到数十万册，在中医界产生了很大的影响，对提高中医临床诊疗水平和促进中医事业发展起到了极大的推动作用。

为使读者能够原汁原味地阅读名老中医原著，我们在重刊时尽可能保持原书原貌，只对原著中有欠允当之处及疏漏等进行必要的修改。为不影响原书内容的准确性，避免因换算等造成的人为错误，对部分以往的药名、病名、医学术语、计量单位、现已淘汰的临床检测项目与方法等，均未改动，保留了原貌。对于原著中犀角、虎骨等现已禁止使用的药品，本次重刊也未予改动，希冀读者在临证时使用相应的代用品。

人民卫生出版社
2012 年 6 月

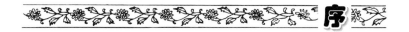

序

　　燕赵大地是中华民族生息繁衍的发祥地，生活在这块土地上的河北人民，在创造古代文明和社会主义建设事业中做出了重要贡献。中医药学是古代文明的重要组成部分，在她漫长的历史发展长河中，河北名医辈出，为祖国医学发展写下了光辉篇章。

　　医学是一门实践科学，中医药学是我们的祖先在劳动生活中创造并逐步建立起来的具有独特理论体系的医学。在科学高度发展、现代医学广泛应用的今天，也没有失去其应用价值，且诸多先进国家越来越多的人研究关注中医药学的发展。历史以及现实生活证明：中医药学经久不衰的魅力在于她的科学价值和实用价值。对它的继承与发展必将丰富现代医学以至现代科学。我国对中医药学的研究发展有着特殊的使命。为此，中医工作始终是卫生行政管理工作中的一个重要方面。河北省中医药管理局有计划地继承总结名老中医的经验，鼓励学有建树、治有专长、有所发现、有所创新的人著书立说，是一项很有意义的重要工作。刘沛然是我省一位功底深厚、医术精良、医德高尚、颇有建树的名老中医。《细辛与临床》一书集中了他几十年的临床心得，对细

9

辛的研究与应用颇有新意，有发现、有创造，是一本有价值的临床参考书。付梓之际，谨以为序。

河北省卫生厅厅长　王春然
1993 年 4 月 19 日

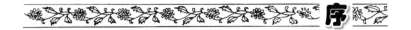 序

　　《细辛与临床》为开滦职工医院中医主任医师刘沛然所写。余与刘老相识多年，深知其求知若渴，读书成癖，对《黄帝内经》、《难经》、《伤寒论》、《金匮要略》等医书熟读深思，记忆过人，直至老年仍轮番日诵全文，深得岐黄之秘旨，长沙之理法，且犹勤善思索，独辟径庭，形成其独特的医疗风格及用药特点，临床经验心得颇丰。该书汇集了他数十年运用细辛的经验和体会，对细辛一药进行了考证与研究，有所发现、有所创造，内容丰富新颖，颇具实用性，亦为研究资料，堪供中医临床和研究的参考书。

　　刘老为河北省名老中医，1981 年晋升为主任医师，从医 50 余载。早年曾创办中医学校，为当地培养中医后继人才，有些已成为当今中医界技术骨干，跨入当地名医行列，乃中医界有志之士。

　　"医者疑也"是刘老《论医》篇论点之一。"凡事疑则思，而三思，是思愈屡易计愈工，医犹是也"。《细辛与临床》可谓刘老疑思之所得。疑则求，求则知，知而明，则疑释筹高。疑贵在思，疑不思，不求将无益于事成业就。勇于置疑而探求，发现真理，推进事物发展和进步，实为古往今来有成就的科技工作者所具有的素质

和勇气。"医者疑也"寓意之所在也。适该书付梓之际，谨以数语，寄情以敬意，不敢为序。

河北省中医药学会理事长　郑英州
1993年夏

写在卷首

  刘沛然中医主任医师，是我省一位具有独特治疗经验的名老中医。他早年求师于沈阳郑振纲名老中医。学成行医于唐山、天津一带。建国后，怀着对祖国医学的热恋情感，以其深厚的中医理论基础，自办中医学校，为当地培养人才。后被选调到河北省中医研究院任职。1957年支援工业建设，调入开滦煤矿职工医院工作。刘沛然同志毕生对专业刻苦学习，熟谙经典医籍，选方用药，有胆有识，独具匠心。在他半个世纪的临床工作中，熟练运用中医理、法、方、药，屡起沉疴，疗效卓著，治疗过大量的疑难、奇重症，颇具盛名。同时，他一贯遵循为人民健康服务的宗旨，虚心好学，精研医术，热心为患者服务，多次被评为省、全国卫生及煤炭系统劳动模范，国务院特殊津贴获得者，优秀共产党员，先进知识分子。

  中医学是在长期医疗实践中发展建立起来的一门科学，它一方面存在于浩繁的中医药典籍中，另一方面则存在于学有建树的老中医的经验中，这些经验既体现了中医药经久不衰的实用价值，同时也常常是发展了的中医学，是十分珍贵的。如何把这些经验继承下来，是中医工作中的一项迫不及待的任务。《细辛与临床》一书的整理出版，意即于此。书中经验，拓宽并深化了细辛的应用，体现了作者的科学态度和勇于探索，遵古而不泥的精神，深厚中医理论的功底则是其探索的基础。诚然，对细辛也有报告说：动物实验初为兴奋，渐次转入中枢麻痹而死。植物同科属而品种有异者甚多，动物实验多为单味生药提取，而中医用药则多为复方煎熬饮汁。一单一复，一生一熟，差异甚矣。故而生用药末宜慎。类此种种需进一步研究，但这并无损于本书的实践经验，只能是引导对细辛的进一步研究与应用，或许能开拓出更大成果。

该书是以案例来阐发作者对细辛的巧妙运用，不同病案或同病异体对细辛的应用均辟有新意，组方配伍精当，发前人，启后人，具有很大的实用价值。课题的提出及书稿审定，得到了关心者的帮助和支持，尤其开滦矿务局及开滦赵各庄矿职工医院为整理书稿提供了许多方便，支持了中医工作的开展，在此表示感谢。

河北省中医药管理局局长　李彩瑞

副局长　孙万珍

1993 年 4 月 19 日

编写说明

　　夫医者，医也；药者，疗也。无疾勿用药可也。医者所重，药也！病家所望，效也！产地、形态以辨真伪，而量者以向疗效求所需。医之不能无药而愈疾。药量者，犹良将持胜敌之器，如关羽之偃月刀，孙行者之千斤棒也。除性能外，量宜应症而战疾，不善用而无验，反贻误战机。

　　细辛量之误，非神农方书，亦非传写浸久朱墨错乱之所致，乃宋朝陈承《本草别说》附讬之文章，实为虚造诈谖，遂令后世览之者憾哉！

　　细辛之于临床，自宋以来，其量一直被压抑，效能被囚禁，功能无所张。五十多年来，吾总觉细辛之量被限，实在冤枉。故始终有个报负，决心将其效能开拓出来，使之造福于民。余曾于 1943 年自服细辛五钱煎汁，未觉不适。随即给唐山聚兴药店徐经理调方治疗掉眩风，亦用五钱，很快痊愈。后广泛引申于临床，果然桴应。随之自饮量亦逐步增加，以身试药。正如《燕赵当代名中医》评语所云："刘沛然主任医师，在临床工作中思路深细，从不株守一家之言，颇能独开生面，心得尤多。如为了体验中药性味及其作用，曾品尝过 470 多种中药药汁，以应临床之疗效。譬如防风用至'五钱'

15

则呕吐；白丝瓜络服后则爽口；黄丝瓜络服后则哕吐；川楝之大苦；胡连之苦极等。为了探讨细辛用量，有一次竟喝下 120 克生药药汁，体验服后与饮前无何不适之感，各种检验亦无何变化。掌握了第一手资料，从而大剂量使用细辛于无脉症、中心性视网膜炎、动脉栓塞性脉管炎等疾病的治疗中，取得了疗效。"又早在 1963 年 4 月河北省中医研究院贾镜寰主任〈49〉号文件报道名老中医资料中说："刘沛然治疗经验丰富，尤其对细辛在临床上的使用，有特殊的经验。如对栓塞性脉管炎、静脉脉管炎、血管神经性头痛、三叉神经痛等等，都重用细辛，效果显著。……这种经验打破细辛不过钱的旧框框，阐发了细辛的潜在力量，治愈了不易治疗的各种血管疾病。因此他的发现是可以重视的，他的经验是可以学习的。"而后《河北医药学习》1965 年 1 月、《开滦矿工报》第 2721 期、《中国煤炭报》第 243 期、《辽宁中医杂志》1986 年 7 月、《健康报》第 2527 期、第 2563 期、《河北工人报》第 233 期、《辽宁中医杂志》1988 年 1 月、《河北日报》第 13401 期，以及《求医寻诊手册》相继发表细辛用量问题。

为医者用细辛有个乐趣。细辛与各药之相伍，是大有精义的。正作用加强，主将传令得彰，真乃"相门必有相"，也就是说相门之下应有辅相之臣（量）。否则，如不谈其量，同一病、同一症，"限量"用，与"适量"用，天壤之别。

中医治疗疾病的原则，是察因辨证，随症施药、施量，在使用方药上要灵活化裁，以期恰合病机。细辛的使用亦不例外，该药辛温，入肺、肾二经，可通脉络、疗死肌、顽痹等，另外还可用于偏寒、偏冷之冷疾，冷痹、冷风、冷癖、痰饮等症，此皆是认症定药之关键。余使用细辛临床治疗多种病症，在用量上无一例失效，无一次过失，亦未发现不良反应。

在几十年的临床实践中对细辛的用量进行探索，治愈了不少疑、难、奇症，效果甚佳。近年来省卫生厅不断敦促书写我使用细辛的经验，各大专院校每讲细辛用量时，教授、同学亦来函询问。特别是"十年浩劫"中，有的医家用细辛量至三钱，疾虽愈，却被诬为"陷害"而吃官司，如东北佳木斯、河北蠡县等，皆曾来唐向余调查后方无事。加之同道以及知我者亦促我付梓问世。况细辛居上品，妙用应其效，量亦为要也！故余不揣冒昧，斗胆命笔，略举用细辛50年之凡例，详用此量，不敢说益当为善。

在编写此书中，为了体验历代医家论细辛效能及配伍在临床上的应用，在引用原文后皆冠以1、2、3等病案号（病案编号是按年代编排），以便读者对照参考使用。原案中的旧市制计量单位一律折合为公制计量单位。

案例命名本着"辞达则止"、不贵中西的原则，也就是通俗为善。所举医案皆非一例，各案约6～114例不等。同一病举2～3例者，是试举不同用药殊别。如三叉神经痛。诚然各案亦有不同殊治。

由于学识有限，亦无著作经验，语病、谬误在所难免。不当之处，冀医界先贤给予指教，以匡我之不逮。

刘沛然　时年七十四岁于唐山

1993 年 2 月 20 日

周介人语

昔前清叶天翁，有仙医之称。其门人刻《临症指南》一书，颇受灵胎之攻击。及见天翁晚年之真本，始恍然自悔失言。

唐时孙思邈，一代大医。初不重视仲景，但治伤寒终不应手。后宗法《伤寒论》，始曰"仲景特有神功"。故《千金翼方》之作半，为此也。

19

目录

21

22

23

一、概　论

（一）总说

善言古者，必有验于今，善驳其非必自验，写细辛必赞美细辛，用细辛须明细辛，略谈细辛与其临床。

审证与用药，医者莫大于此。力争至理，要审疾度势，基于客观情况，善于运用机智，从实际出发，关键在于知其所以，才能斟酌正治、从治，重剂、轻剂，主药、副药等。

药与药量，是临床关键之关键。药与量是求效之中心，用之不当则罔治。所谓方药尽其责，量之不及妄为也，量之所过亦枉为也。正确掌握药量之轻重应做到：①首先明了药之气味、性能；②衡定临床证与症之特点；③方与药配伍关系；④疾病之所需。不能盲目制定某药之轻重，药量应合病机及药与药相得益。增删不独是药，而药量有时比药味更为重要。程国彭说："医家误，药不称。重病药轻，轻反重，轻重不均皆误人。"处方用药理应有独、特、奇之功。药量不同又能改变药的性能及方剂名称，并能转化定局与变局的关系。故古人有"不传之秘，皆在用量上"之说。我认为方药为"经"，量为"纬"。朱应皆云：古方所谓各等分者，非同一分之谓，谓病以定药之轻重耳。此为中医学术重点之一也。

细辛作用较多，其用量、用法也应各有选择，尤其用量有传统的"不过钱"之说。据我多年经验，细辛用量应按证权衡，重者重用，轻者轻用，血者重用，气者轻用。此非炫人要誉，更不是独具慧眼，要以治愈疾病为目的，有是病则用是药、是量，否则误疾。余研究细辛五十多年来，特别是用量上，对"汉时方子宋时减"体会较深。宋后大部分药书均不越雷池一步。为了使细辛更好地发挥医疗作用，进行细致的研究，自己曾多次亲尝细辛生药药汁，体验观察并临床应用，终于冲破了"半钱"限量的禁锢，解放了药量，解决了多种疑、难、重、奇病证。

（二）考证

北宋开宝中（公元 969 年～975 年），太祖皇帝命卢多逊等考验得失，增药尤多，编撰成《开宝本草》。天禧（公元 1017 年～1021 年）真宗赐高公相国，去痰清目，进饮食一方（见《御药院方》）。嘉祐（公元 1056 年～1063 年）仁宗皇帝又使掌禹锡、林亿、苏颂、张洞为之补注《开宝本草》。治平（公元 1064 年～1067 年）英宗皇帝为孙用和奉御太医令著《传家秘宝》，而孙性识明敏，通经学，精医方，得岐黄之秘。以上本草书皆未论及细辛量之多寡。熙宁间（公元 1068 年～1077 年），光禄卿林亿校正唐《千金翼方》，所有唐朝量只字未改（见表 1）。元丰四年（公元 1081 年）沈括（存中）隐居润州（镇江）梦溪园作《梦溪笔谈》，论及细辛则未书其量，仅辨其真伪而已。而后元祐（公元 1086 年～1093 年）哲宗时，陈承著《本草别说》中始见

表1

左栏标注（自右向左）：卷千金翼方卷十六中风上千金翼方卷十七 ｜ 明翰林院检讨国史纂修官王肯堂重校 ｜ 宋朝奉郎守太常少卿充秘阁校理林亿等校正 ｜ 唐朝

中风	方	细辛	用量
诸酒	20首	8	极量4 平量4
诸散	9首	6	极量4 平量2
诸膏	3首	1	平量1
喎僻	4首	0	
心风	14	2	极量2
风眩	17	5	极量3平量1无量1
	67	22	
中风下	35首	4	极量1平量3
脚气	21首	5	极量2平量2无量1
瘾疹	16首	4	极量3平量1
瘑疡	14首	0	
	86首	13	

右栏标注：卷千金翼方卷二十杂病方 ｜ 卷二十一

病痛	方	细辛	用量
备急	27首	10	极量2 平量5
蛊毒	7首	0	
药毒	11首	0	
人高坠下	11首	0	
金疮	52首	3	平量3
沙虱	31首	0	
婴病	9首	1	平量1
阴病	14首	0	
	172	14	
共50首其中细辛14（其余全方无量11首，平量3首）			
备注	极量超越本方药量谓之平量在本方药量亦有之		

附例：补酒方，治一切风冷蹒跚，疗冷，石韦十两、石南三两、仙灵脾十四两、细辛五两，"浸酒中"

细辛论量问题。时正值元丰八年（公元1085年）哲宗即位，高太宗皇太后听政，召司马光入京主国政，废除新法，史称"元祐更化"，后1107年陈师文校正《和剂局方》，改为《太平惠民和剂局方》，多以温补香燥小量药为方。当时医事制度，由熙宁间改翰林医官院为医官局，严考试，起度量，主规矩，称权衡，分六科。某方书用药，多从方圆立案，而后制度又屡变，考取合格始准报官挂牌行道。既行之后，又每月严课，或有荒谬，小则撤牌读书，大则令其改业。其精微郑重之意，因不减周官。当时遇民有疾，拟求医救治亦不自由。建中辛卯（公元1101年）八月徽宗下诏："诸路（省）遇民有疾，委官监医往视给药。"辛未又置安济场："养民之贫、病者，仍令诸郡县并置。"足证为医者之难，民疾求医药者亦难。清周扬俊说："自宋以后不传，故取效寡而活人之功疏"。为医者亦受儒之影响于门户之槛。故在此形势下，陈承提出细辛限量问题，可见其历史背景。视看汉方《伤寒杂病论》中17首细辛量皆占重要地位（表2）。限量实由陈承《本草别说》开始。《本草别说》中云："细辛若单用末，不可过半钱，多则气闭塞不通者死，虽死无伤可验"。又说："平凉狱中尝治此故不可不记"，又说："非本有毒，但以不识多寡之用，因以有此云云。"至宋大观二年（1108年），唐慎微所著《经史证类备急本草》，又经张存惠于谆祐九年（1249年）增订改名为《重修政和经史证类备用本草》，作为官定本，是我国本草学中一部重要文献，亦载《本草别说》"若单用末，不可过半钱，……近年开中或用此毒人者……"（注：此句《本草别说》未载。）至元朝《世医得效方》共有用细辛方93首，皆大部从其汉、唐，及其家传无甚所限，全书只四首低于常量（表3）。继明

表 2

汉	金匮要略	卷七	射干麻黄汤
		卷十	大黄附子汤　大黄三两　附子三枚　细辛二两　胁下偏痛，发热，其脉紧弦，此寒也，以温药下之 赤丸　乌头二两　茯苓四两　细辛一两　半夏四两　寒气厥逆
		卷十二	小青龙汤　细辛三两　除半夏、五味各半升，余亦三两 苓甘五味姜辛汤　冲气即低、而反更咳、胸满者、用桂苓五味甘草汤，去桂加干姜、细辛、以治其咳满 苓甘五味姜辛半夏汤 苓甘五味加姜辛半夏杏仁汤 苓甘五味加姜辛半杏大黄汤
		卷十四	桂枝去芍药加麻黄细辛附子汤。气分，心下坚，大如盘，边如旋杯，水饮所作
		卷十九	乌梅丸　乌梅三百个　黄连一斤　干姜十两　细辛　附子　桂枝　人参　黄柏各六两　川椒　当归各四两　蛔厥者，乌梅丸主之
		卷廿	白术散　白术、川芎、蜀椒、牡蛎。但若痛加芍药；心下痛倍加川芎；心烦吐痛不能饮食，加细辛一两、大半夏二十枚，醋酱饮之
朝	伤寒论	少阴病	麻黄、细辛各二两　附子一枚汤　少阴病，始得之，反发热，脉沉者 真武汤若咳者加五味半升　细辛一两　干姜一两
		厥阴	当归四逆汤　当归　桂枝　芍药　细辛各三两　甘草　通草各二两　大枣二十五枚　手足厥寒，脉细欲绝
		备注	太阳中，小青龙汤量与《金匮》同 厥阴病　乌梅丸量与《金匮》同 厥阴病　当归四逆加吴茱萸生姜汤量与当归四逆汤同
汉墓出土		影印本	治伤寒遂风方 治雁声 治溃□□□半夏、白蔹、芍药、细辛、乌喙、赤石脂、代赭、赤豆合其分各等
		备注	甘肃武威旱滩坡汉墓出土简牍为约近二千年前的东西

表3

元朝	世医得效方	用细辛方共93方	元危亦林天历元年（1328 年）开始将五世累积的经验方剂用依按古方参之家传的方法至元三年（1337 年）选成	方剂	其中载汉：小青龙汤亦宗汉量，余准此 仅 134 页川芎散、478 页小芎辛汤、740 页七珍散等 4 首方少于常量（七珍散：人参、石菖蒲、干地黄、川芎各一两，防风、朱砂各半两，细辛合），其余 89 首皆为本方的超量如五钱～××两，甚至极量

《本草纲目》又只字不差重复陈承之说。在《本草纲目》中即毒至此，而毒草类47种，安能不记载？早在三国吴普云"细辛一名细草"，神农、黄帝、雷公、桐君辛温无毒；岐伯亦云无毒。贾疏云"细辛、苦参虽辛苦而无毒。"赵歧作《孟子》注，然细辛、苦参亦有毒但微耳。虽陈说之所"别"，但随其细辛效能及量权，历代医家皆匪夷所思。清初张志聪，生平著书，必守经法。《本草崇原》曰："细辛乃本经上品药也，味辛香无毒，主明目利窍。宋元祐陈承谓细辛单用末不可过一钱……近医多以此语忌用嗟嗟，岂辛香之药而反闭气乎，岂上品无毒而不可多服乎？方书之言，俱如此类学者，不善评察而遵信之。岐黄之门，终身不能入矣。"清代陈士铎《石室秘录·完治法》治疗头痛曾用至五钱和一两。清陈念祖《本草经读》亦同情张志聪之所驳。民国张锡纯《医学衷中参西录》中曾提"细辛二钱非不可用。"近人章次公说：

"细辛但谓用一钱即足以致气闭，则不尽然。"以上医家论理较多，而付梓实践者少。建国后在一些临床文献中，用量所谓破格的记载，却屡见不鲜。如《中医杂志》载刘文汉、冯恒善治类风湿关节炎用30～160克，《北方医话》载金梦贤治疗冻伤用50克，等等。亦有的量是按意向所用，而作者采用掩目捕雀的办法以便争取刊出。据我所知，《中医杂志》1958年703页载治愈兄妹三人先天性近视的简介，其中每方有细辛量在五钱至两，而方中未写。仅例二，"仍照原方加细辛五分"，实则加量是五钱。

（三）对《本草别说》（后简称《别说》）**的几点评论**

1. 是受时代影响，门户之阈。《别说》为宋代陈承所撰。当时北宋权柄之时，加之陈承守旧，自卖权文，立说于"别"。"别"则别寻途径，别具肺肠，谓思想、意志、言论与人不同，性情乖异。

2. 单服末半钱，是致死量，是冠各药之上。本经及历代本草包括《本草纲目》，安不列毒药之中？又说"平凉狱中气闭而死，无伤可验"（看来是集体自杀）。始于何人，难道此中有陈之知情人吗？还是陈之所主？又何人证明服细辛？是始于《别说》之前，还是与《别说》同时？如果之前，前无以记载；如果始于同时代，是谁人知情辛毒之甚？

3. 又说："非本有毒，乃药之多寡"，更是欺心欺人。本即无毒，量则有毒，乃无稽之谈。

4. 所谓闭塞，即可疗诸阳头痛头面诸风。何以言

"闭"？即利九窍。何以言"闭"？即除风湿痹痛，死肌，百节拘挛。何以言"闭"？即益肝胆，上宣肺家，下输水道。何以言"闭"？即开胸滞，温中下气。何以言"闭"？即破痰结，疗咳逆上气。何以言"闭"？即除依附精血、津液、便溺、涕唾之邪。何以言"闭"？以此足证死于细辛气"闭"者无，而误"闭"字之弊者多矣。凡是用药与量即应相互联系又相互激应，在功能保持着气化、理化与其应须的变化，即《本经》所谓"七情合和"之义也。

（四）历代医家医著对细辛作用的论述

《本草经》主咳逆上气，头痛脑动（见病案11、16，后同），百节拘挛（46、56），风湿痹痛死肌（13、25、34、65），久服明目（21），利九窍（18、27、41、42、48）。

梁代陶弘景：温中下气，破痰，利水道（1、3），开胸中滞结，除喉痹，鼻不闻香臭（18），风痫癫疾（15、55），又云含之去口臭。

唐代甄权：添胆气（45、70），治嗽，去皮风湿痒，风眼泪下（9），除齿痛血闭，妇人血沥痛（25）。

唐代日华子：治嗽，消死肌疮肉（30、47），胸中结聚（36、49）。

宋代王怀隐：治口臭及蜃齿肿痛。

宋代寇宗奭：治头面风痛不可缺此（11、16、17）。

金元王好古：润肝燥（70），并治督脉为病（50），脊强而厥。

元代张元素：治少阴头痛如神（11），亦止诸阳头痛（55），诸风通用之（53）。

明代缪希雍：细辛味辛温无毒，入手少阴、太阳，经风药也。风能升，升则上行（26），辛则横走，温则而发散。

明代李时珍：治口舌生疮，大便燥结（72），目中倒睫。

明代杜文燮：予尝用之，以利水道何哉？不知诸辛入肺，肺气赖辛以通畅，则渗下之官得令，所以能利水道也（1、3、72）。

清代黄元御：降冲逆而止咳，驱寒湿而荡浊（46、56、63），最清气道兼通水源（72）。

清代徐洄溪：细辛，此以气为治也。凡药者皆能疏散风邪。细辛气盛而味烈，其疏散之力更大。且风必夹寒以来，而又本热而标寒，细辛性温又能驱逐寒气（2），故其疏散上下之风邪，能无微不入，无处不到也。

清代邹澍：细辛味极烈似之，故凡风气、寒气，依于精血、津液、便溺、涕唾，以为患者并能曳而出之，使相离而不相附，则精血、津液、便溺、涕唾各复其常，风气、寒气自无所容。如本经所载之，主治咳逆者，风寒依于胸中之饮；头痛脑动者，风寒依于脑中髓；百节拘挛者，风寒依于骨节屈伸泄泽之液；风湿痹痛死肌者，风寒依于肌肉中之津。推而广之，随地皆有津液，有津液处，风寒皆能依附，细辛能驱除依附津液之风寒（5、7、8、13、23、25、30、31、

33、34、37、38、39等）。

（五）细辛传令作用与其用所内应

细辛虽为辛温化寒药，寒之方猖乃为恰当。如脑动者，寒与在上之阳战，而阳欲负；如下者陈寒，则必内恶寒可见。如《金匮要略》胁下偏痛发热其脉弦紧，此寒也，当以温药下之，宜大黄附子汤；又有寒气厥逆赤凡主之，二者，一温以附子，下以大黄；一温以乌头，利以茯苓半夏。一使其从大便解，一使其从小便解，皆以细辛联络其间。不然温自温，下自下，利自利，终不能使寒气彻底澄清，亦可知细辛之传令作用。

治咳满喘逆，与五味子、干姜为耦，小青龙汤、厚朴麻黄汤是也；治伤风伤寒及风邪散见，憎寒壮热，与生地、黄芩为耦，九味羌活汤、大秦艽汤是也。

（六）细辛在方剂中的作用

用救阴剂中，以此通药性之迟滞。当归四逆加吴茱萸生姜汤。

用散寒剂中，以此破伏寒之凝结。大黄附子汤。

用温解剂中，以此温经达邪，散滞逐饮。小青龙汤。

用涤饮理气剂中，以此助气逐饮。射干麻黄汤、厚朴麻黄汤。

用宣和剂中，以此升冲气，藉助涤邪。苓甘五味姜辛汤，苓甘五味姜辛半夏汤等。

用厥阴剂中，以此发少阳之初阳，以助厥阴之化。乌梅丸。

用散邪剂中，以此散邪气之结。侯氏黑散，千金三黄汤。

用和血散结剂中，以此和血脉之壅，逐隧道之涩。大圣散。

用散寒祛风剂中，以此窜走关窍。茵芋酒方（茵芋、附子、天雄、乌头、秦艽、葳蕤、防风、防己、踯躅、石楠藤、细辛、桂心）。

用痹剂中，以此宣气降逆，小草丸（小草、桂心、蜀椒、干姜、细辛、附子）。

用补剂中，以此行补药之滞。再造散。

用补中兼散剂中，是借不取补剂之行，而增散药之烈。独活寄生汤。

用和解偏散剂中，是以借行羁留之陈。神术散。

用寒邪在里剂中，是借以托出散邪快捷。九味羌活汤。

（七）细辛之配伍

细辛与当归，滋肝燥，止肝痛，而升陷。（47、51、53、54、58、59、60、61、63、68、69、70）。

细辛与苏叶，降浊而散滞。（44、45、48、55）。

细辛与五味，一辛散，一酸敛，益阴而不敛气。对肾性虚喘，细辛能开肾邪；五味敛肾虚。如细辛五味子汤（《御药院方》）。（11、22、52）。

细辛与附子，开关节而去湿寒，舒踝膝之挛拘，通经络而逐冷痹寒瘀，并治遍体疹风立瘥。（7、8、12、13、18、21、23、35、39）。

细辛与防己，散里之寒湿。（25、45、56）。

细辛与石膏（二辛煎）疗水饮内阻，皮毛外阖；清透以除表热，辛透以宣肺邪，并治胃火牙疼及肌麻痹。（19、37）。

细辛与柏叶、柏实，润肤治历节疼痛，行凝滞，开肌郁。（30、31、54、67）。

细辛与皂刺、两头尖，疗胸膈闭塞，气无通路逼迫宫城。（39、49、54）。

细辛与川芎，疗金疮，通肌痹，死肌，止痛痒，（5、9、14、19、20、24、26、28、48、51）。

细辛与白前，保肺气，疗咳喘。

细辛与干姜，治痰饮、咳逆、胸满。回厥止痛。（2、9、16、17、22、36、49、68）。

细辛与远志、瞿麦，疏肺止咳。

细辛与薤白，疏胸利气，善开壅滞。（44、49、52）。

细辛与辛夷、鹿含草、骨碎补，疗子宫发育不良、痛经、不孕症。（27、37、50）。

细辛与半夏，治心悸，疗支饮，止风痰头痛。（15、17、22、35、36、44、48、52）。

细辛与大黄，治痰饮，面热（如醉），通血道经脉。（26、38、39、47、55、60、62、63、66、69）。

细辛与赤芍，起经脉、除关节逆冷。（7、8、13、19、21、27、34、38、57、58、60、62、66、68）。

细辛与桂枝，降其浊阴。（1、4、7、8、19、20、25、31、41、44、45、47、49、53、54、58、66、70）。

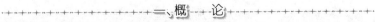

细辛与桂心，疗停口不能言，通关窍。（3、22、48、72）。

细辛与黄酒，温血脉，散凝瘀。

细辛与独活，润燥，疗少阴头痛。（11、16、18）。

细辛与升麻，零陵香，疗额头痛、三叉神经痛及心阳不振，除恶气。（33、35、40、42）。

细辛与藁本，防风，疗厥阴头痛，须臾不可忍，则其效若响。（18、19、33、65）。

细辛与芥穗，治头目风。（4、18、21、26、29、37、42、55、57）。

细辛与茴香、荔枝，疗疝及阴肿。

细辛与决明子，疗目痛。（42）

细辛与熟地，疗三阴证之反发热，寒邪深伏少阴、湿温或杂病余邪流入少阴阴分之腰疼，宜补肾阴、泄肾邪，以熟地、枸杞之补，细辛、丹皮之泄。（6、12、57、69）。

细辛与萆薢，透湿气，疗带下，并治老人小便多。雷公曰：夜煎萆薢六钱，细辛二钱，顿服，每晚临睡一次，持续服，不起夜。（7、8、13）。

细辛与枣木根炭，疗腹泄（细辛与枣木根、曾青为使）。

细辛与天南星，治口眼㖞斜。（5、33、55、56、59）。

细辛与人参，肖炳云：能增强人参奋阳之能量。人参和细辛密封，经年不坏。（8、9、11、35）。

细辛与生地、黄芩为耦可治伤风、伤寒及风邪散见，憎寒壮热。

（八）细辛用之所慎

1. 劳痰失血非所宜，反能引血化热。

2. 寒化口渴者慎用，外感风寒已解或未解口渴亦慎用。

3. 目疾胬肉有障翳者，赤白膜肉皆不用。（注：眼暗不明，泪出者，眦赤者多用之。）

4. 衄血、溺血、便血，及咯、喀、呕、吐血，皆不用。

5. 久病阴虚灼热，非所宜。

6. 凡病内热火盛及气虚、血虚、阴虚，并慎之。

（九）有关细辛的方剂
——略述细辛在方剂中的地位

14

麻黄附子细辛汤：伤寒之少阴证，寒邪在肾经。以麻黄发其表寒，附子驱其里寒，细辛降其阴邪。有鼎三并立之说。并疗风冷腰痛，风冷头痛，慢性寒喘及吊阴、阴缩（睾丸上吊）等。

当归四逆汤：阳邪陷阴，手足厥冷，实为厥阴表剂。方中不用姜附，以相火寄于肝经，经虽寒而脏不寒，取桂枝汤，而去生姜倍大枣，重在细辛，细辛乃甚于生姜，为何为重，盖厥者阴阳气不相顺接，细辛经通上下，与生姜横散者功用大殊，故与当归同任，为顺接两脉而设。日本医家亦主张此方治冻疮（伤），我受此方多益。如治疗动脉栓塞脉管炎等，皆加大辛量，启示于阴阳不相顺接及痹痛死肌。

（十）细辛与方剂顺逆从使

《伤寒论》真武汤条后，有若咳者加细辛、五味子、干姜，以启少阴伏饮。

防己黄芪汤，下有陈寒者加细辛是逐寒湿。

白术散，妊娠养胎，心烦吐痛，不能饮食。加细辛、半夏，以辛开温中下气，以辛燥和胃进食，协治腹急痛。以上为顺中从使。

五苓散，通膀胱，除肿胀，导出肾中之邪，加细辛以彻少阴之寒风，力争辛散，又是逆中从使。

历代用细辛方剂不胜枚举。如丹溪独活汤、羌活愈风汤、三痹汤等。用于外科、眼科的方剂，如宣明石膏羌活散、东垣神效明目汤、大发散等。《医宗金鉴》眼科方用细辛有 39 首之多。

15

二、疑、难、重、奇医案

1. 癃闭

谷某,男,71岁,丰润小谷庄人。

1943年6月27日,因外出被雨淋,体表恶寒,随即小便闭。凤质体弱,形瘦,面黧黄,两下肢浮肿,时方6月,着衣重裹,无汗,不欲食饮,嗳哕,气壅咳嗽,舌体薄,质淡,舌本濡,薄白苔,肢凉,脉细紧象,脐腹下满畏扪。年老感淫邪客肺,邪不解,肺失清肃,凤质五液亏虚,阴阳不相营运,肾气被侮,气化不及州都,关津不利,尿闭。此中馁客忤,玄府不得交通,肺气不宣,州府不利,仿再造散法。

红人参15克 麻黄10克 黄芪15克 桂枝12克 杏仁18克 细辛(后入)15克 附子3克 甘草10克 葱根寸许 鲜姜20片

一剂汗出,尿亦下,通阳而愈。

2. 寒厥吊阴腹痛

刘某,男,22岁,丰润县人。

1944年11月4日,新婚后,晨起池塘挖藕,夜则腹拘急痛。痛则由阴阜上冲,脊背随升如抽,绝汗,冷汗,四肢寒彻,睾丸、阴茎掣吊抽缩,舌中剥，两旁白滑苔，脉疾促。曾服鸦片罔效。婚后受寒，精气被劫，损于少阴，肌表寒邪交织传里，身疼而痉，阳气衰于下，寒厥吊阴腹痛。危急之极，治宜温经发表，内泄浊阴。麻黄附子细辛汤加味。

麻黄10克　附子45克　细辛（后入）15克　葛根30克　干姜15克　澄茄12克　橘核30克　川椒炭6克　鲜姜20片　葱根寸许　黄酒1盅

急煎顿服，一剂痛大减，又两剂病愈。

3. 尿闭

丁某，男，20岁。

1950年10月2日，夙质咳嗽，无汗，近日少腹满胀癃闭10日，初隔日导尿可下，偶下沙石之物。逐而导尿、热敷及洗肠，青霉素注射等无效。面赧颜，舌滑泽略白，脉长硬，素质壮盛（车夫）。少腹隆起，坐卧不宁，摇摆哭嚎，尿闭窘迫之极。玄府不泄，热结膀胱，癃闭下原，失其气化，不得通运。肺之根于肾，当开南牖以利北窗。治宜清肺于上源，导水于下流，重顾肾气。滋肾通关，四苓加味。

桂心4.5克　盐柏6克　知母21克　阿胶（烊化）21克　滑石（包煎）30克　猪苓15克　泽泻15克　贡白术10克　茯苓21克　细辛（后入）15克　紫菀15克　桑皮12克　浮萍30克

嘱连服3剂，而后得知药后尿下痊愈。

4. 颈项软案

刘某之女，12岁，丰润人。

1955 年 10 月 25 日，伊父主诉：突然颈项柔软，自己不能挺直，约四五日。整日用手扶持头部。无灼热，无汗出，语言、神志正常。形气不振，舌平，脉数濡，询问其父，曰受惊而作。汗出忤邪，精神失守，发为柔痉，精神性颈瘫。宗经旨，治宜内濡外疏。瓜蒌桂枝汤加减。

葛根 12 克　瓜蒌 30 克　桂枝 10 克　白芍 15 克　僵蚕 12 克　细辛（后入）15 克　川芎 6 克　防风 6 克　芥穗 6 克　甘草 10 克　大枣 10 枚　鲜姜 10 片　水煎服

10 月 29 日，伊父带领来诊，服药 3 剂而愈。

5. 风湿性脑动脉内膜炎（右半身麻痹及肌肉瘫痪）

薛某，男，46 岁，河北省中医研究所筹备处副主任。

1956 年 11 月 25 日，6 年前曾患过慢性痢疾、疟疾、风湿痛、面神经麻痹。尤其是麻痹，经中西医治疗无效，有日渐发展的趋势。近一二年易疲劳、腰酸、尿有余沥，颜面麻痹加重，右手轻度麻痹、握力差，颜面右侧半部完全麻痹，右侧颜面表情不全，右侧牙齿咀嚼无力（不能嚼烂黄豆芽），右颈部及右肩部肌肉完全瘫痪，不能动转，肩、肘、膝关节时疼痛，腹时鸣，患者生活规律，无其他嗜好，体质较虚弱，性情沉着，体温及血压正常，舌润淡存津，脉虚濡无力，曾患疟疾（偏寒偏热），痢又戕中，不时汗出当风，体虚客忤，罹为风湿，留滞肌腠，筋络失养瘫痪，久伤肾阴，腰酸尿余沥。先议：助阳解肌，开其痹寒，以醒肌原。宗经旨：麻黄杏仁薏苡甘草汤加味。

麻黄 3 克　葳蕤秧 60 克　肥玉竹 21 克　钩藤（后入）12 克　天南星 10 克　辽细辛（后入）30 克　僵蚕 6 克　天竺黄 6 克　杏仁 6 克　薏苡仁 30 克　甘草 10 克　鲜姜 10 片　葱根须少许

1956 年 12 月 25 日第五诊后，服完 20 剂患者主诉：服药 1 个月以后，右手握力由原来的＋＋增加到＋＋＋，原来不能嚼烂的黄豆芽，现在嚼烂了，又说能吃饼。原来颈部右侧肌不能转动，现在能作收缩运动了。服药后并无一点副作用。颜面逐渐牵正，右口角与左口角水平，知觉敏感，余症皆见复。

注：在五诊中细辛量由 30～45 克，后又增至 60 克，药味亦有增删，时减竺黄、麻黄，时加菊花、炒苍耳、川芎、当归、蝉蜕、石斛、巴戟天、伸筋草等。葳蕤秧如缺药可倍量肥玉竹。

1957 年 2 月 9 日继服 14 剂后，颜面完全牵正，自己批在病历上："现在的病情比 25/12 时见效程度又有提高。"

6. 中心性视网膜炎

张某，男，31 岁（矿党委办公室主任），病历7237 号。

1959 年 2 月 5 日，眼科转诊。

视力：右 1.0，左 0.4。眼底检查：黄斑反射轮扩大，有许多黄褐色小点，无玻璃体混浊。看棋图上部格线歪曲，眼前中心有块黑影，视物不清，时有夜汗，少眠，头晕，腰酸，二便正常，舌质净无苔，脉取濡无力。幽深之源郁遏，阳气不得发此灵明，水失济济。拟滋肾添精，宣通神明。

　　细辛（后入）60 克　熟地 24 克　女贞子 24 克淫羊藿 24 克　枸杞 24 克　知母 15 克　巴戟天 12 克蕤仁 15 克　白蒺藜 12 克　仙茅 12 克　青葙子 10 克桂心 6 克　盐柏 6 克

　　水煎服，每剂两煎，每煎剩药液 300～400 毫升，日晚服用。

　　服 16 剂后（细辛量递增至 120 克），左右视力均1.0，暗影几乎消失，棋盘图曲线微见。后觉腰酸、头汗、头晕，更益气复元。

　　党参 15 克　炙黄芪 15 克　葛根 15 克　白芍 21克　蔓荆子 21 克　盐柏 6 克　杜仲炭 15 克　生牡蛎（先煎）24 克　细辛（后入）90 克　与前方递换服用

　　1959 年 3 月 14 日，相继服 18 剂后，暗影完全消失，棋盘图试验无曲线，眼底正常，痊愈停药，至1988 年未复作。

7. 动脉栓塞脉管炎

　　李某，女，48 岁，病历 9004 号。

　　1963 年 3 月 12 日住院：右足蹈趾坏死，已露骨，部分皮肉黑黯，疼痛难忍，尽夜不得休息。查：冷厥，足背脉及踝骨脉未摸到，几次要求截肢。李院长邀诊。此证阳微血弱，足厥冷，血不达其络，久而荣涸肌腐坏死脱疽零落症。治宜重回阳通渗复脉，当归四逆加味。

当归 60 克　桂枝 20 克　赤芍 21 克　细辛（后入）90～120 克　通草 10 克　天仙藤 21 克　路路通 5 个　红花 21 克　嫩桑枝 60 克　茜草 15 克　卷柏 21 克　萆薢 21 克　附子 15 克　甘草 10 克　大枣 20 枚

4 月 30 日连服 40 剂（有时 6 小时一次，每次须药液量 400 毫升），服 40 剂。逐而坏死愈合，痛早已止，温度及色泽恢复，脉取可见但微弱。出院继服 50 剂（原方时加蔓荆子 21 克、浮萍 30 克），1978 年复查，健康无恙，至今偶在街上遇见，仍未复作。

8. 无脉症（大动脉炎）

刘某，男，53 岁，病历 64856 号。

1963 年 5 月 15 日住院，头晕，少神，嗜卧，左三部脉不见，由腕至肘痛楚，全身冷汗出，冷厥。形气虚贫，舌絮白腻苔，左寸口脉摸不到，手指洁白变色黄白，凉澈（雷诺氏征），右三部脉弱，血压左：0，右：90mmHg（其音略听一二），50mmHg（其音只听一次）。阳气不得交则厥，循阴不得营则绝，失荣卫而痛。治宜复阳通络，按血痹以重气血。黄芪桂枝五物汤加味。

生黄芪 60 克　桂枝 15 克　赤芍 21 克　穿山甲 18 克　骨碎补 30 克　木通 6 克　细辛（后入）120 克

煎服，饮量宜重。

6 月 17 日服完 30 剂后，查脉微时隐时见，温度尚低，痛势大减，阳虽复，脉未得张，立转补气血重回阳。救逆汤加味。

党参 12 克　人参 10 克　桂枝 12 克　附子 15 克

麻黄 6 克　二芍各 12 克　生艾叶 12 克　萆薢 15 克
细辛（后入）150 克　骨碎补 12 克　石斛 15 克

煎服如上法。

7 月 29 日继服 44 剂（曾加茜草、海螵蛸、柏子仁等）。取脉应指，血压：收缩压左 96mmHg，能听三四音，舒张压 50mmHg，听二三音；右侧血压 110/56mmHg，无痛楚及酸感，停药。1976 年 2 月追访，脉复，血压正常。

9. 泪囊炎（冷泪症）

吴某之妻，43 岁。

1963 年 5 月 17 日。主诉：迎风流泪，或流泪似脓，视物流泪无止，头晕，头痛，鼻空痛感，精神恍惚，汗出。形虚肌瘦，舌膀边缘有齿痕，脉沉涩。夙质：肌瘦虚薄，风邪所伤，风客目泪自出，逐而风不客泪亦出，何以然，因汗不止，邪伤窍络，内夺精血，伤目泪自出。治宜固虚培本，助气荣血，除客风。河间当归散。

当归 15 克　党参 15 克　肉桂 6 克　陈皮 10 克
贡白术 12 克　干姜 6 克　茯苓 15 克　甘草 21 克　川芎 6 克　细辛（后入）45 克　白芍 21 克　水煎服

1963 年 6 月 4 日，持续服 12 剂后，泪止，迎风亦无泪，痊愈。

10. 视网膜中心静脉炎（中心静脉阻塞）

王某，女，23 岁，教员，病历 28393 号。

1963 年 5 月 20 日，半月前右眼突然视物不清，

23

不伴其他眼部症状，否认糖尿病、风湿、结核史。由开滦医院眼科梁博士转诊。视力：右眼颞侧一尺指数；左眼 1.0，双外眼正常；眼底：右眼弥散性网膜出血及水肿。头无异常，晨起目干涩，嗌干口燥；右眼溷浊，视物不着，云雾移睛，颜面㿠白，舌质红润浮薄苔，脉缓象。形气虚，阴气亦虚，平毒郁结，气血紊乱，肝郁，气火上浮，阳气所触，络损血溢，视物渺茫。先拟滋阴解郁，后以散中为补。

白蒺藜 30 克　覆盆子 15 克　肥玉竹 24 克　黑元参 12 克　细辛（后入）30 克　蕤仁 10 克　知母 10 克　五味 10 克　生石决明（包好先煎）21 克　葛根 10 克　蒙花 10 克

1963 年 6 月 4 日服完 12 剂，自觉视力较前明显恢复。更二仙，滋肾通关法。

淫羊藿 60 克　仙茅 6 克　知母 21 克　桂心 3 克　盐黄柏 6 克　细辛（后入）75 克　山萸 21 克　石斛 15 克　菖蒲 15 克　大黄 3 克　血竭花 10 克（为细末温开水均两次冲服）明没药 10 克　煎服

1963 年 7 月 2 日，连续服药 21 剂，目力逐渐正常，左眼 1.0，右眼 0.8，无干涩及模糊之感。停药。至 1989 年健康，目疾未作。

11. 厥阴头痛（血管神经性头痛）

高某，男，34 岁，教员，病历 12654 号。

1963 年 5 月 31 日，头痛已 2 年，近 5 个月加重，曾住院 7 次。痛则难忍如劈。右侧尤重，时移两阳，掣及颈项颠顶，时烦躁，汗出（右偏沮），口苦，嗌干，倦怠无力，腰腿麻，肢端冷厥，不欲食饮，记忆减退，夜少眠，梦惊心悸，鼻痒，泪囊痒。神经科检查：颅神经大致正常，颈软，四肢深部反射存在，肌力佳。眼底检查：视乳头边缘整齐，无充血及水肿，心肺（一），血压120/70mmHg，面黯无光泽，舌胖大边缘齿痕，无苔，脉沉濡。病人面黯寡言，气血交郁，汗出偏右，头痛损目、鼻，属厥阴冲犯，亦涵阳虚火僭，神舍无从守（少眠夜梦），阴液不涵（嗌干），阳气不送（头痛）。先启阳气，旋调厥阴。吴茱萸汤加辛以助阳气。

吴茱萸15克 人参10克 生姜15克 旱莲草21克 细辛（后入）24克 女贞子21克 僵蚕10克 明天麻10克 淫羊藿21克 生龙齿（包好先煎半小时）30克 煎服

1963年7月3日，服完21剂，头痛、冷厥、饮食、烦躁、腿麻皆显著好转，颜容渐润，舌已不胖大。更益心神，宁五志，拟下方：

覆盆子15克 桑椹15克 煅铁落（包好先煎半小时）30克 五味4.5克 蕤仁15克 淫羊藿24克 细辛（后入）45克 胡麻15克 茺蔚子15克 辛夷6克 蝉蜕10克 菟丝子12克 独活12克 煎服

1963年8月28日来诊，已服30剂，头痛消失，夜梦、嗌干皆愈，惟觉中气虚。更持刚三气（肾气、胃气、肺气），温补气虚，保元加味。

黄芪15克 人参10克 肉桂3克 细辛（后入）60克 泽泻10克 陈皮6克 远志3克 甘草3克

1963 年 9 月 12 日服 6 剂后，无不适，即工作。

1989 年 10 月 10 日来院看痔疮，追访，说一直未作。

12. 球后视神经炎

王某，女，32 岁，眼科医师。

1963 年 6 月 20 日，眼科博士梁绍造介绍，球后视神经炎转诊治疗。主诉：头痛、头重、腰酸、易怒、烦躁、不欲食，咽部时痛，咳嗽，视物远近皆模糊。视力：左 0.4，右 0.6。形气虚，舌淡，存津，脉细微。体弱形虚。肾精，肝血内夺，弱阴无能交恋其阳，易怒，烦躁，显然肝郁，热迫，清阳不升，冲阳上逆，目不得荣，睛不得定。治宜养肝、壮肾水、滋华池，逐肾邪，以利其源。地黄饮子加减。

山萸 15 克　熟地 21 克　石斛 15 克　麦冬 15 克　五味 10 克　附子 3 克　楮实子 18 克　桑椹 30 克　仙茅 6 克　细辛（后入）45 克　淫羊藿 21 克　泽泻 12 克　煎服

1963 年 7 月 26 日，服完 15 剂，视力：左 0.8，右 0.9，视物模糊好转，饮食渐增，再法细辛加至 60 克。

1963 年 8 月 19 日继服 13 剂后，症状全无，梁博士复查痊愈，至今在石家庄市工作，未发作。

13. 动脉栓塞性脉管炎

高某，男，38 岁，病历 112331 号。广州驻军上校。

1963 年 8 月 16 日转诊，医护送来本院。约 7 年前患是病，近 2 年加重。曾到各地医院治疗罔效。脚站立时酸，胀感，自觉冷厥，步履先麻后痛，肌酸无力，左脚垫痛，趾端痛楚，痛到不可走路，仰卧足趾向上疼痛厉害。对冷热敏感，颜容红润，舌润无苔，寸口脉悠扬。双手朱砂掌，左足背动脉摸不清；右足背脉应指，趾端冷厥，左踇、食与无名趾色泽绛绀，踇趾内近甲处晕，食趾邻踇侧肌肉干涸，双脚由趾近处上行至膝内成红斑结节，大的 2cm×2cm，2cm×7cm 不等；小的如玉米粒、黄豆粒大小，部分斑节毗连，左小腿几乎成斑节腿，有的高于肌表平面，右股内侧红斑成条索状，约 9cm 长，肝功能正常。诊断明确，长期肌劳肌损，寒凝湿滞，荣卫痹塞，羁留络道，寒性凝瘀，湿性黏腻，浸淫肌腠，厥脱之变，遂致斑节，无脉是病机，气血凝滞亦病机。拟荣血化源，润宗筋，融络脉，流利机关，最难骤化，久理为宜。

骨碎补 15 克　赤芍 12 克　金银花 60 克　细辛（后入）90 克　桃仁 12 克　浮萍 30 克　麻黄 24 克　蚕砂（包煎）30 克　萆薢 21 克　薏米 30 克　玄参120 克

煎服，饮量每次约 400～500 毫升，日二或日四服。

1964 年 1 月 27 日，服药 104 剂后，双足有温感，左右相称，左踇趾内溃疡愈合，绀坏变渐复，食趾肌肉渐荣，近日趾缝刺痒。步履疼痛大减，已能仰卧，晕斑结节消退（17 诊后红斑逐渐消退），患侧足背动脉可触及。

五加皮 15 克　金银花 30 克　红花 21 克　血竭花 6 克（为细末温开水两次冲服）　细辛（后入）120 克　麻黄 15 克　陈皮 12 克　鹿含草 30 克　卷柏 21 克　甜瓜子 24 克　赤芍 15 克　苏木 15 克　䗪虫 6 克煎服

1964 年 5 月 15 日上方继服 68 剂，左足背动脉略弱于右，形色温度正常，步履无疼痛。随当地驻军活动无异常，病已恢复，要求重剂以便巩固。

细辛（后入）150～200 克　通草 12 克　路路通 12 克　附子 45 克　炙草乌 6 克　当归 60 克　黑元参 120 克

1964 年 5 月 28 日此方服 11 剂，自觉疗效又有提高，愿带方回广州，至广州后来信要细辛量证明（已打），继续服用。于 1964 年 8 月 21 日信中云已停药，至今未作，健壮。

注：共住院 280 天，诊 50 次，服药 188 剂，仅细辛方 137 剂（其中 30 克 9 剂，60 克 29 剂，75 克 27 剂，90 克 44 剂，120 克 17 剂，150 克 7 剂，200 克 4 剂）。广州服用未计，据信在广州服用细辛皆为 200 克，如量达不到患者自有感受。

14. 慢性中耳乳突炎术后麻痹

董某，女，40 岁，病历 4704 号。

1964 年 5 月 23 日术后两天头痛厉害，呕吐、烦躁、右侧颜面麻痹，阖眼困难，露睛，大便硬小便赤，嗌干，有灼热，舌体小尖红，质绛，右侧成线条，左侧腻苔（伤阴少津），脉细数。术后游离君火上浮夺阴，卫邪里郁（热郁），夺津伤神倾府（呕吐、烦躁）。治宜清君火息肝风。

败酱草30克　薏米24克　附子1.5克　黄芩10克　酒军3克　金银花30克　细辛（后入）30克　玳瑁（先煎半小时）12克　竺黄10克　生石膏（先煎半小时）60克　胆草6克　焦栀子24克　钩藤（后入）10克　蜈蚣8条　煎服3剂，每剂两煎，每煎90分钟，每次饮量300毫升，6小时一次。

1964年5月30日服6剂，头痛、呕吐、灼热全无，颜面麻痹尚不了了，舌白腻消退。更法消风加减。

羌活6克　芥穗10克　川芎6克　茯苓12克　僵蚕15克　蝉蜕15克　葛根30克　钩藤（后入）21克　细辛（后入）45克　生石膏（先煎半小时）30克　蜈蚣3条

6月28日复查，上方服15剂，麻痹痊愈。更治尿路感染。

15. 癫痫

王某，男，48岁，病历64477号，工人。

1964年6月2日，主诉：抽风13年，每月10～20次。经常头痛，发作时握紧双拳，口紧咬牙，两目上吊，痰壅口沫，大便秘。着怒发作又多又重。无寒热及汗出。形气盛，䵟颜，肢冷，口角眴动，左目掉眩震颤，伴有内障，舌质微绛，被淡白苔，脉弦象。

阳亢冲颠，痰扰清窍，阳气所遏，痰从内闭，神昏抽搐，怒则加重。开窍涤痰是为守治，温通阳气不离辛窜。温胆汤加味。

半夏21克　陈皮12克　茯苓30克　沉香（为末冲服）3克　竺黄12克　焦栀子21克　水蛭15克　细辛（后入）30克　钩藤（后入）21克　胆星6克　枳实12克　金果榄21克　水煎服

1964年7月20日，共诊3次，服完28剂。每月仅发作1～2次，症状暂短而过。守方继服，愈而为止。

16. 血管神经性头痛（一）

霍某，男，40岁，病历7075号，工人。林西医院转诊。

1964年9月18日，头胀头晕头痛，约4个月之久。痛时不能忍，眼不能睁视，头震动感觉，时流清涕，时畏冷，无虚汗，二便正常，不欲食饮。形气虚，舌红淡，脉弦，肝大剑突下2.5cm，胆区畏扪（胆道蛔虫手术史）；颈椎片正常；颅骨侧位片正常；颅神经正常。眼科查：双眼结膜乳头肥厚，球结膜无充血，角膜有血管翳，瞳孔正常，眼压正常，眼底无异常发现。风虚挟痰，中阳滞脾，太阴痰厥，太阴头痛。治宜调气升阳，化滞助脾，渗湿导水，以利生机。

半夏21克　天麻12克　贡白术10克　明党参15克　蜜芪30克　菊花21克　盐柏6克　干姜6克　细辛（后入）30克　茯苓21克　泽泻15克　葛根15克

1964 年 11 月 26 日来诊胆系感染，云前方守服 38 剂后停药，至今未作。

17. 血管神经性头痛（二）

马某，女，30 岁。曾在各地会诊，头痛不愈。

1964 年 9 月 18 日，主诉：血管神经性头痛已 2 年之久，每天不能断止痛药，痛则厉害，痛无定处，右侧偏重，时循两阳至颠顶，迷昏、短气、耳鸣，时旋转，时流清涕。颜黑黯，舌胖嫩，脉细小微。夙质：体弱神衰，太阳阳虚累及阳明阳虚，两阳虚损，二气不交，虚火僭上，阴气亦不为守，元无所归，阳虚性头痛。治宜复阳益气，和卫通颠，辛通其痹。益气聪明汤加味。

蔓荆子 15 克　葛根 21 克　升麻 6 克　蜜黄芪 30 克　盐柏 6 克　芍药 21 克　独活 15 克　茺蔚子 21 克　细辛（后入）60 克　二至丸 18 克　米香附 12 克　炙甘草 15 克　煎服

1964 年 10 月 11 日，共诊 7 次，服药 42 剂，痛已大减，时有痛止，夜眠转好，鼻清涕亦除。惟有中满，上眩，舌体胖嫩，宗痰湿冷厥，更半夏天麻白术汤加味。

半夏 12 克　天麻 12 克　白术 10 克　橘仁 10 克　盐柏 6 克　干姜 6 克　细辛（后入）90 克　水蛭 12 克　女贞子 21 克　茯苓 21 克　泽泻 15 克　炒苍术 21 克

1964 年 11 月 6 日，随婆母来院云，后方服 15 剂后，头痛及上眩皆痊愈。

18. 过敏性鼻炎

潘某，女，34岁，病历4411号。

1964年11月18日，主诉：病程已2年多，鼻涕不时冷下，遇其冷热刺激，不停喷嚏，甚则眼泪清涕齐下，伴有头痛，左眼外眦下掣。形气尚可，舌质绛被薄苔，脉濡不足指下，鼻孔红充。近半年加重。经检查皆诊过敏性鼻黏膜炎。风邪冷客，内膜越充，冷邪不泄，鼻痒喷嚏，久而继着，邪客膜面，不得防御。治宜表里双解，重在清源。仲景竹叶汤加味。

竹叶30克　葛根21克　防风6克　桂枝10克党参12克　细辛（后入）30克　甘草6克　独活12克　附子21克　鲜姜20片　大枣15枚　6剂

1964年12月12日服完15剂，清涕、喷嚏显著减轻，仅晨发作一二次。头已不痛。更方仓卒散交加散。

芥穗12克　当归10克　生地21克　干姜6克焦栀子15克　附子6克　细辛（后入）45克　炒苍术10克　盐柏6克　煎服6剂

1965年1月20日来看掉眩风，询及鼻炎问题，说药后未作。至1976年地震伤来诊，访问鼻炎，永未发作。

19. 颌下神经麻痹

张某，男，40岁，公安处长。

1964年11月26日，左下颌纤维瘤术后神经麻痹，约一月余。口歪，左口角及唇垂坠，麻木感，饮水不便，咀嚼无力，吞咽塞噎，左臂亦麻木，形肌已失，舌强，鼻中沟变浅斜，脉取缓悠。术后伤正，邪客上络，本失其用，运衡相失。治宜通络解络，运抚肌原。小续命加味。

桂枝 10 克　白附子 6 克　川芎 6 克　蝉蜕 21 克　麻黄 3 克　赤芍 21 克　杏仁 12 克　防风 6 克　红花 15 克　生石膏（先煎）15 克　苏赤木 21 克　细辛（后入）15 克　钩藤（后入）21 克　鲜姜 10 片　水煎服

1965 年 1 月 3 日，共诊 4 次，服药 24 剂，每 6 剂加细辛量 15 克，后 6 剂加至细辛 60 克。逐渐痊愈。至 1989 年离休健康。

20. 颜面神经麻痹

魏某，男，38 岁，矿长办公室主任。

1966 年 4 月 11 日，由昨天左颜面瘫痪，急于外地开会，口眼㖞斜，口歪于右，局部不知痛痒，口角流涎，鼓咀，吹哨漏气，不能喝水，眼阖不紧，露睛，鼻中沟变浅，语言不变，外恶风盛，肌表酸痛，舌本强，舌被白薄苔，脉取紧急。春令阳升，夜息汗出当风，风阳挟邪，掣动阳气，风中经络，散见颜颤，发为掉眩。治宜温经达邪，续命肌源。

桂枝 15 克　附子 6 克　川芎 10 克　麻黄 6 克　赤芍 10 克　杏仁 10 克　防风 10 克　防己 10 克　细辛（后入）30 克　升麻 6 克　蝉蜕 10 克　僵蚕 12 克　甘草 4.5 克　煎服

1966 年 4 月 20 日服完 6 剂，完全牵正。1989 年相遇，仍健康未作。

21. 双眼球后视神经炎并中心性视网膜炎

据某，男，37 岁，病历 34958 号。

1966 年 9 月 22 日由唐山开滦医院眼科梁博士转诊为："球后视神经炎并中心性视网膜炎"。病人由 2 月双眼模糊，视物不清，由 5 月双眼仅看指数。否认风湿、结核、糖尿、感冒史。形气不振，舌红嫩无苔，脉细涩。肾阴失涵，水弗上济，清空灵窍不明，目不得视。治宜摄纳肝肾真气，补益上虚。二至接真法。

墨旱莲 24 克　女贞子 24 克　芥穗 10 克　赤芍 24 克　细辛（后入）45 克　薏仁 60 克　知母 24 克　熟地 45 克　龟板 24 克　盐柏 10 克　附子 3 克　水煎服

1966 年 10 月 27 日，服完 27 剂，双眼目力显著恢复（左眼视力 0.8，右眼视力 0.6），自觉清楚。

更法：磁朱丸（先煎）2 袋　鹿含草 60 克　覆盆子 30 克　楮实子 30 克　细辛（后入）45 克　女贞子 24 克　薏仁 60 克　知母 24 克　盐柏 10 克　附子 3 克　水煎服

1966 年 11 月 19 日，继服 20 剂。复查目力：双眼 1.0，无其他症状。停药痊愈。

22. 津液行常（口沃白沫或唾多或夜流冷涎）

杜某（开滦矿务局办公室）之子，6 岁。

1973 年 10 月 4 日，由幼婴即流口涎，至今尤重。查：下颌及颈胸膺成浸渍，皮肤变红溃，部分糜烂。

舌溃，脉小流，余平象。诊为：津液行常。脾寒失其
转运，津液失摄失统，客标为涎乃寒虚伤其正元。虽
有异变，且忌凉药。应吴茱萸汤、理中、真武、小青
龙之类。看轻重用于成人亦然，或重用甘草温补元
气，或四君加附子片。血虚可用仲景八味丸。予温中
挽逆渗以代运。

　　白附子6克　茯苓24克　肉桂6克　贡白术12
克　炙甘草30克　甘松10克　干姜6克　芍药15克
细辛（后入）12克　半夏10克　五味子6克　鲜姜
10片　煎服

　　1974年4月4日，杜宝全同志亲自来院说，孩子
流口涎仅服12剂药就痊愈，且一直未作。

23.厥于臀下

　　张某，男，26岁，病历81821号。

　　1973年12月19日，自述两臀不能坐卧，不能
压。否则麻木不可忍，木到无所知或则如电冲。由腰
臀下冷厥，自觉如风冷直入。形气虚，舌淡，脉重取
短涩，下身凉，末梢厥冷。少阴络闭，阳不得循行，
邪闭厥麻，当发少阴，温经散邪。

　　麻黄6克　附子15克　细辛（后入）75克　葱
白寸许　水煎服

　　于1975年4月2日，来看其他病时，云臀麻及冷
10剂药而愈。

24.左颊及下颌痉挛

　　韦某，女，35岁，病历24349号。

1974 年 2 月 8 日，育后而瘁约半年许，左颊及下颌抽搐不止，甚则不能食饮，语言时肌挛而动。形气不振，瘦贫萎黄，舌红光夺，无苔少津，血虚风动，劳损肌挛。治宜养血静痉，通经解血中风热。定振丸原方《秘方》。

天麻 10 克　秦艽 12 克　全蝎 10 克　细辛（后入）45 克　二地各 15 克　当归 21 克　川芎 6 克　芍药 21 克　防风 6 克　荆芥 12 克　贡白术 10 克　黄芪 30 克　威灵仙 6 克　煎服

1974 年 2 月 27 日服完 15 剂，肌挛已止，下颌抽搐每日偶有二三次，饮食语言皆恢复，惟左颜面麻木不仁。拟原方减二地加蝉蜕 21 克，野菊花 30 克。嘱服 10～15 剂。

1974 年 11 月 9 日，来看腹胀时说下颌抽早愈未作。

25. 肌痹肌劳

李某，女，48 岁，铁路工作。

1974 年 5 月 6 日，腰痛一二年。痛则不能直腰，掣及两下肢，活动受限，二便蹲位受限。近几月痛则掣及右臀股，下肢冷厥，末梢尤甚，双腿肌肉渐萎缩。形虚憔悴，舌质淡无苔，肢凉，肌萎。血沉正常，脉沉小。曾诊：肌纤维炎。肢阳淫浸，虚则风客，留恋成痹，肌损肌萎，宜温以养肌，辛通其痹，只宜通补，不宜守补。防己黄芪汤加味。

防己 12 克　黄芪 21 克　薏米 30 克　骨碎补 15 克　党参 12 克　贡白术 10 克　附子 21 克　细辛（后

入）21 克　羌活 10 克　白蕲蛇 15 克　金毛狗脊 21
克　桂枝 4.5 克　甘草 10 克　葱根寸许　鲜姜 10 片
煎服

1974 年 10 月 21 日来诊头痛，前药服 60 剂，形
机全然改变，体重增加，痛楚消失，肌肉恢复。

26. 掉眩风（颜面神经麻痹）

张某，男，34 岁，病历 34914 号。

1974 年 8 月 26 日，右侧面瘫，目不能阖，露睛，
嘴角下垂流涎，鼓嘴漏气，鼻中沟变浅，后枕痛，饮
水受限，舌体小质嫩，净无苔，脉虚缓。夙质性躁，
怒上风越，外邪客忤，中伤首阳，风燥动经。治宜通
经濡络，御风醒肌。

当归 10 克　蔓荆子 12 克　菊花 15 克　川羌 10
克　川芎 3 克　蕤仁 12 克　威灵仙 6 克　蝉蜕 10 克
片姜黄 6 克　大黄 3 克　芥穗 10 克　细辛（后入）30
克　水煎服 3 剂

二诊 8 月 30 日显著恢复，鼻中沟已正，目能合，
惟后枕痛。如法加辛夷 6 克，3 剂。

三诊 9 月 3 日，皆牵正，外观无异常。饮水及语
言不受限，至今未作。

27. 弱视

李某，男，7 岁，病历 85255 号。

1975 年 1 月 30 日，患者弱视，母述，其父近视。
经常头晕，头痛，久视疲劳，眉棱骨酸感，偶尔目光
闪影，易口渴。形气㿠白，眼内干涩，视力：能近怯

远。目力：右 0.9～1.0，左 0.04，近 7－不能矫正。眼部情况未见异常。舌淡，渍嫩，脉虚濡。形怯㿠白，稚阳不足，清阳不越，五志动扰，神明失聪。前贤有益气聪明汤。添辛以内填空窍，盐柏以养肾气。

蔓荆子 12 克　升麻 6 克　党参 15 克　盐柏 10 克　赤芍 24 克　葛根 15 克　细辛（后入）24 克　蕤仁 10 克　怀牛膝 12 克　蜜黄芪 24 克　楮实 15 克　炙甘草 15 克　大枣 20 枚　煎服

1975 年 3 月 26 日，服完 32 剂，目力：右 1.0，左 0.1。视物头已不痛不晕，内影消失。考虑阳气渐复，气阴少济，水不贯睛，不得远视，更通营补阴，以守为补。

辛夷 6 克　蒙花 12 克　夜明砂（包煎）21 克　蕤仁 18 克　菟丝子（包煎）15 克　车前子（包煎）24 克　蛇床子 15 克　覆盆子 15 克　楮实子 18 克　米香附 6 克　细辛（后入）30 克　川芎 6 克　蔓荆子 12 克　煎服

1975 年 5 月，上方服 44 剂，（共 11 诊，服药 76 剂）目力恢复正常，精神、形气皆健康发展。

28. 巴金森氏综合征

周某，女，45 岁，病历 64648 号。

1975 年 3 月 5 日，全身哆嗦，头摇，手颤约二年多。言语或遇人紧张尤重，甚则不能端碗。形气虚，舌红润无苔，脉虚数，手不时哆嗦，头颤时重时轻。追问，说产后失血过多，久而血虚，夺肝之荣，损怯肌络，肝属风而主筋，风掣肌络，振颤为肝邪。治宜荣肝解邪，风静火熄，解热息风，辛开调气。王肯堂交加散加味。

葛根30克　白薇21克　桂枝10克　白芍21克
钩藤（后入）15克　秦艽15克　全蝎10克　细辛
（后入）45克　二地各15克　当归21克　川芎6克
防风6克　荆芥12克　威灵仙6克　水煎服

1975年5月24日，五次来诊，服药56剂。细辛量用至90克，随方加濡、静之苁蓉、何首乌、赤芍、伸筋草、紫贝齿、生牡蛎等。哆嗦、振颤逐而静止，遇不协调之事亦未发作。如法配丸药巩固之。

29. 眼肌麻痹

陈某，男，49岁，本院耳鼻喉科医师。病历2534号。

1975年4月5日，左眼肌麻痹，重视（双影），形气不荣，黄瘦，舌淡，虚于气，脉细小。经云：气脱者目不明。所谓气脱乃脏腑之气，不能受于阳，受于阳则注于目，气脱则目失其用。拟法：通阳、济阴、壮水以荣、辛开阳化，重固其源，宣升外窍，通达神明。

蕤仁15克　女贞子24克　淫羊藿15克　芥穗3克　细辛（后入）30克　葛根15克　楮实12克　黑芝麻15克　蔓荆子10克　钩藤（后入）15克　3剂

二诊，4月12日原药服6剂后，眼肌显著恢复。再法重济肾源，添水濡目。

菟丝子15克　车前子15克　楮实12克　蕤仁12克　黑芝麻12克　细辛（后入）60克　蔓荆子12

克　芥穗 3 克　3 剂　水煎服

三诊：5 月 10 日，上方服 18 剂后，眼肌已完全恢复。5 月 16 日上班，至今未作。

注：荣与气贯注于颠，目得荣，必受气于阳，非辛不得，故重用细辛，疗效甚佳。

30.老年下肢动脉硬化症

王某，男，57 岁，病历 197 号。

1975 年 4 月 18 日，夙质高血压症，下肢麻，步履笨重。查体，左足温度低，趾末尤低，色泽绛紫，末梢痛觉较重，蹈、食趾部分坏死，足背动脉较弱，踝后脉尚好。血压 180/110mmHg，甘油三酯 196mg％，胆固醇 310mg％。几经住院，动脉硬化。血阻络末，阴阳气不相顺接，末梢血络失营坏疽。当重渗轻发，通血必先奋阳，阳复络脉得活。

当归 12 克　赤芍 15 克　通草 12 克　白丝瓜络 12 克　浮萍 15 克　怀牛膝 12 克　茄根 15 克　忍冬藤 30 克　骨碎补 12 克　连翘 15 克　草薢 12 克　红花 15 克　桂枝 10 克　细辛（后入）45 克　水煎服（药液饮量宜重）

1975 年 5 月 21 日，上方服 28 剂后，左蹈、趾绛色及坏死恢复正常。温度与右足平，痛觉消失，足背动脉较前有力。再法重奋阳气，令阴血通络以荣，轻淡发散阳药。

桑枝 30 克　路路通 10 克　侧柏 12 克　卷柏 15 克　浮萍 30 克　白丝瓜络 10 克　茄根 24 克　忍冬藤 30 克　细辛（后入）24 克　丹参 30 克　蔓荆子 10 克

煎服

1975 年 11 月 2 日，上方继服 60 剂，早已完全恢复（因气管炎来看病时说）。

31．脑动脉栓塞

康某，男，43 岁，病历 127500 号，干部。

1975 年 5 月 19 日转诊我院。主诉：前 20 天醒后不能起床，语謇，答非所问，不能换算百位数内加法，右半身瘫，翻身困难，遗尿。近日左腿活动亦觉困难。检查：右侧上肢肌肉渐萎缩，末梢冷厥，患侧下肢肿，形盛，脉缓无力，舌淡如絮。血压 140/90mmHg，腰穿脑脊液正常，甘油三酯 96mg％，胆固醇 160mg％。中风邪阻奇络，络客着血，肾气不荣舌本，语謇舌暗，风缓身痪，壅滞风痹。拟两理：开导血络，内攘肾气，宗喻昌法。

赤芍 15 克　苏木 18 克　卷柏（洗净土）15 克　侧柏 24 克　当归 15 克　桂枝 10 克　细辛（后入）75 克　元参 30 克　菊花 15 克　何首乌 24 克　枸杞 12 克　菖蒲 12 克　浮萍 30 克　竺黄 10 克　煎服

1975 年 6 月 30 日，服 36 剂，已下地活动，自觉有力，步履较便，语言及换算正常，双手握力＋＋，惟觉腿凉，带方出院，8 月 5 日来诊，药又服 24 剂。足有力，能踢腿，余皆恢复。更顾卫通营，扶肾兼疏以通经络。

何首乌 24 克　枸杞 15 克　泽兰 24 克　当归 12 克　桂枝 10 克　细辛（后入）60 克　苁蓉 15 克　伸筋草 12 克　丹参 24 克　水蛭 15 克　楮实 15 克

41

煎服

　　地震会面痊愈健康。

32. 右眼上斜肌麻痹

　　邢某，男，13 岁，学生，病历 68679 号。

　　1975 年 5 月 22 日，颈部倾斜，约一年之久。后查出病人因复视而斜颈，否则不得视，口易渴，易汗出，身痒，尿勤，时腹痛，形气不足。斜颈，推则正，复斜，舌嫩淡，脉虚，无力，肢末不温。眼科诊断：右眼上斜肌麻痹，代偿性斜颈。从其形，证为肝肾阴分有亏，风从外客，久恋，血中风热，透乘顶颠，气阴不济，肝肾失荣。气越不张而功减，发为麻痹。治宜添济肾源，通其灵道。七子煎加辛以搜络中已动之风。

　　菟丝子（包煎）15 克　车前子（包煎）18 克楮实子 15 克　蕤仁 12 克　黑芝麻 12 克　细辛（后入）60 克　蔓荆子 12 克　郁李仁 12 克　芥穗 10 克水煎服

　　1975 年 6 月 22 日，服药 21 剂，复视显著减轻，斜颈显著恢复，拟原剂重用细辛至 90 克。

　　1975 年 7 月 8 日，前方继服 15 剂，右眼上斜肌麻痹痊愈，复视消失，斜颈恢复正常。

　　钱仲阳用郁李仁治目张不得瞑，润而散结，亦治肝肾阴虚，水不涵木，风动入脑。孙真人亦云：则视一物为二。

33. 三叉神经痛

王某，男，44 岁，病例 51905 号。

1975 年 5 月 26 日，曾反复左侧颜面疼痛而住院。左侧上颌及牙疼痛，掣及目眶上外缘前颞部及左下颌与颈部均疼痛，疼痛剧烈，疼痛阵发性，深在性而转持续性。经牙科手术等治疗难以收效。

1975 年 5 月 30 日牙科邀会诊：口不渴，不欲饮，吐酸，胸膈不利，痛则涕泪，不能饮食。唇干燥，舌红如涂朱（君火外浮），脉弦上。病人性躁，肝暴怒旺，气逆，火升，风动、痉厥，乃外风引动内风，口目筋掣，痉厥。口噤痉厥。病涉两歧，必先镇泄肝家风动，香窜通其灵窍。

佩兰 12 克　川羌 10 克　钩藤（后入）15 克　天南星 3 克　细辛（后入）45 克　秦艽 12 克　僵蚕 10 克　藁本 12 克　当归 21 克　川芎 6 克　桂枝 10 克　零陵香（后入）12 克　煎服

1975 年 6 月 20 日服完 15 剂，疼痛逐渐减轻，能吃饭，出院。嘱带方继服数剂。

7 月 11 日来牙科复查，是药继服 20 剂，疼痛逐渐消失。持续追访，永未发作。

34. 老年远端动脉硬化症

陈某，男，73 岁，印度尼西亚人。

1975 年 6 月 13 日来唐医治，双脚肿痛已三年之久，走路困难，腰脊作酸，腿乏力，痛则由足至膝皆困感。

形气充盛，痰湿之质，两下肢皆肿，尤其足踝部（已没踝），双足趾末梢色泽黑绛，温度低。左足食趾局限性干性坏死，温度低于右。血压 160/110mmHg。寸口脉弦硬，左腘及趺阳、踝动脉皆微弱。垂朝试验（一），不能适履，下榻行动及步履皆困窘。在印度尼西亚诊断为动脉栓塞脉管炎。

与骨科主任医师李宝魁院长共诊为老年动脉硬化症。老年痰湿有余于上，肾水空虚于下，腰膂作酸，尤其是远络营卫不克宣通，血弱阳虚，足肿如着靴，又兼下络血亏，荣液易耗，阴阳气不相顺接。治宜充阴旺血，通阳奋厥，渗利节络。方用当归四逆汤加减。

当归 24 克　茄根 15 克　桂枝 12 克　赤芍 24 克　细辛（后入）30 克　通草 12 克　浙贝 15 克　浮萍 15 克　漏芦 9 克　穿山甲 6 克　怀牛膝 15 克　巴戟天 21 克　水煎服

另服金钱百花蛇，每次一条，为极细面，药汁冲服。

6 月 17 日迭服 4 剂，足肿显著减轻，各部脉管显露。左趾温度与右趾温度相称。步履轻便无痛楚，着履自如，皮色沉着改变。确守其法。前方减漏芦，加萆薢 24 克，骨碎补 24 克，细辛增至 60 克，金钱白花蛇如法服用。

6 月 28 日继服 9 剂后，肿胀完全消失，症状痊愈，步履、跑步自如。患者对中国大夫赞不绝口，将原方带回印度尼西亚。

35．心动过缓

邢某，男，56 岁，病历 4049 号。

因心悸、眩晕，1975 年 5 月曾两次住院。6 月 16 日因眩晕、心律不齐再次住院。病房常规治疗仍未收效。6 月 25 日会诊：胃纳差、气短、心虚悸、少寐、动则眩晕增剧、恶心、呕吐、自汗、小便清长、大便稀薄、面苍白、黯滞少华、畏寒、肢冷、舌体胖嫩、质淡、苔白润、脉沉结过迟不整，心率每分钟 38～40 次。心电图提示：窦性心律不齐，伴交界区性心律，每分钟 38 次。Q-T 间期延长 0.44，最高值是0.41～0.42，慢性冠状动脉供血不足，心阳相失，卫阳不固，脾阳郁遏，脾阳不运，虚寒肌冷，伏滞阴气，土衰心自缓，脾运火自安，三阳浮，故现是症。拟三附加味。

贡术 10 克　莲房 24 克　升麻 6 克　附子 15 克白人参 10 克　蜜黄芪 40 克　半夏 6 克　吴萸 10 粒茯苓 30 克　细辛（后入）30 克　蔓荆子 15 克　甘松10 克

另外随汤药冲服六神丸，每次 10 粒。

1975 年 7 月 11 日服药 15 剂，眩晕等症减轻，时气短，心率 64～70 次/分，律齐。再法加附子至 24克，加薤白头 10 克。7 月 30 日连服 15 剂，症状基本消失，多次复查心电图，恢复至正常，痊愈出院。随访至今未复发。

36. 室性期前收缩（心悸症）

杨某，男，50岁。

1976年4月9日，开滦唐山医院转诊：近一年来，室性期前收缩，反复发作，多次住院治疗。心烦、出虚汗、憋气、咳嗽胸闷、短气无力、少眠、时欲呕、时腹泻。形黯唇绀，舌质如牛肉，无苔，脉取混无伦次，心率164次/分，未闻杂音，两肺偶有干啰音，腹软，肝脾未能及。血压120/80mmHg。心电图示：室性期前收缩，阵发性心动过速。为厥阳独行，阴阳失守。拟令其平秘，兼奋少阴之阳而致阳达。麻黄附子细辛汤。

麻黄3克　半夏18克　附子27克　细辛（后入）15克　贡白术10克　党参10克　干姜3克　五加皮12克　五味6克　炙甘草12克　鲜姜20片　煎服

连服24剂，奋阳添肉桂3克，半夏与附子量递增，细辛量增至45克，通窍化滞加紫石英、皂刺。心悸及胸闷疲劳等逐渐消失，心率74次/分，心律规则，早搏消失。心电图正常。

1976年8月4日复查心电图正常，至今健壮。

37. 三叉神经痛

李某，男，51岁，病历91818号。

1976年4月26日牙科转诊，三叉神经痛，约三年之久。曾三次去津，两次手术。痛则不能入睡，不能饮食。重则遗尿，热痛麻辣不同。夙嗜酒，头晕默默，烦咳，痰成粒球样，便硬，喉中气粗，呼吸如喘，右足麻木，又说如虫蚁串扰，高血压，形盛，赧颜，情志郁勃，性躁多火，舌体厚，舌根牵强，脉弦硬。风痰、瘀血、交凝离络越经，形成火郁、肝郁、气郁、血郁，又有肝风暗动之候，首痛挛厥，厥极扰颠，急无静逸，病日益甚。重镇养解，静中求疏。

细辛（后入）24克　独活12克　龙齿（先煎）15克　龙骨（先煎）15克　石燕（先煎）21克　紫贝齿（先煎）24克　紫石英（先煎）21克　生石膏（先煎）21克　钩藤（后入）12克　芥穗（后入）12克　辛夷（后入）15克　全蝎6克　羌活12克　蜈蚣5条　大黄10克　水煎服

1976年5月20日，服完15剂，疼痛逐渐减轻或静止，大便自调。再法细辛量加至45克，加葛根30克，去芥穗、大黄。

1976年11月12日来看高血压，云药又继服22剂，一直未复作。

38. 静脉炎

郑某，男，40岁，病历96265号。

1977年4月11日，由1968年小腿肿痛，经常休工。步履、蹲、站困难，尤其步履疼痛，逐而左小腿红晕肿痛，至膝部静脉呈条索状硬节及指条结节，左小腿红晕及硬结节、条索状结节。下肢温度低，皮肤凉，冷汗，皮卫气败。形气尚可，舌溃润，脉涩，下肢动、静脉摸不清。血不和气，气攻入络，留络拘绊，损及营血，气结血涸，脉络凝瘀，不得循行，血败瘀留，发为阴伏。宜先通气散结后消融导络。大黄附子汤加味。

　　附子 30 克　细辛（后入）60 克　大黄 3 克　赤芍 24 克　怀牛膝 15 克　王不留行 24 克　泽兰 24 克柴胡 15 克　水煎服

　　1977 年 6 月 16 日，服药 48 剂（共 8 诊），下肢温度、色泽正常，红晕结节及条索状结节尽消。步履无痛楚。是剂去柴胡加五加皮 21 克、防风 6 克、䗪虫 12 克、生蒲黄（包煎）30 克。

　　1977 年 6 月 30 日，继服 12 剂，痊愈上班。

39. 腹主动脉栓塞（动脉硬化形成血栓）

　　刘某，男，54 岁，吉林省地震赴唐援建总指挥。

　　1977 年 4 月 20 日中午，在开滦唐山医院，正值中午车驰抢救。患者突然腹胀如釜，腹痛掣及满腹，痛汗全身，呕吐，少腹如坠如堕，尿意感，肢末寒彻。右下肢瘫痪，左下肢稍有动作。下肢膀肿。右腹股动脉摸不清，寸口重取短急，舌质绛，急劳伤损，阴阳二气绝微，气碍转远，客血交凝，阻遏循流，上下不得交循，病发急变，痛、绝并脱。急以大溶大通为务，行中通，通中活，重者重用，血者重用。

　　黑元参 45 克　附子 10 克　皂刺 24 克　浮萍 30克　忍冬藤 30 克　路路通 5 个　通草 24 克　当归 24克　干漆（炒烟尽）4.5 克　丹参 30 克　水蛭 15 克赤芍 24 克　细辛（后入）120 克

　　水煎服，6 小时服一次，每次饮量 350～400 毫升。

　　两剂药后，始有转机，疼痛缓解，腹胀见软、渐消，矢气出，五剂药后能坐起，下肢有运动，继服 3

剂能下床步履。

剂能下床步履。

1977年5月2日，护送吉林医大，带方嘱继服15剂。

1977年5月24日去北京阜外医院复查，过唐时下车检查，各动脉搏动正常，步履健壮，色泽温度及功能无异常。更法渗泄，咸温辛通。

夏枯草30克　黑元参60克　金银花30克　当归15克　大黄3克　细辛（后入）45克　附子15克　苏木15克　丹参24克　水蛭12克　连翘21克　血竭花10克（为极细面温开水均两次冲服）　萆薢24克

1977年7月11日返唐工作，按方继服20剂。

并附：阜外医院诊断后，将方子完全录下，并加赞诩。1988年8月余奉卫生部去长春开会时，面晋健康。

40. 臭汗症

张某，男，30岁，病历99374号。

1977年4月29日闻有异味。主诉：身上散发一股臭气，四溢呛鼻（如腋臭）。井下工作，上井洗澡更衣后臭味不除，令人闻之作呕。并感肢躯困倦，消化不好。舌质淡红，苔白腻，脉沉弦。此因脾虚水湿失运，蕴湿与汗化（温热蕴结），湿热相争，交织于肌腠，发泄臭气。拟燥湿以健脾，燥能胜湿，脾又得运。以香能化浊，化浊胜臭（香能胜臭），香化芳着，湿臭则除。

佩兰18克　香薷12克　细辛（后入）15克　零陵香（后入）15克　炒苍术10克　藿香15克

白芷 6 克　木香 3 克　羌活 3 克　草豆蔻 12 克　煎
服（短煎）

1977 年 5 月 25 日主诉：服完 16 剂，臭味完全消
除，追访三年，未再复发。

41. 右眼网膜中央静脉栓塞

单某，男，65 岁，病历 67703 号。

1977 年 10 月 10 日眼科检查：右眼看不清，视力
右 2 米指数，左 0.2^+。眼底：网膜动脉硬化，右眼中
央静脉栓塞；网膜大片状出血。病人眼科治疗休息三
个月。1978 年 1 月 2 日眼科检查如是。转中医科：视
物溷浊如蒙，上肢麻木，耳鸣，身体瘦弱，舌淡白，
脉细微，皮肤凉。因栓塞幽邃之源，郁遏阴霾，非决
不得发神，拟先攫络，通关窍。

当归 15 克　桂枝 12 克　赤芍 18 克　细辛（后
入）30 克　木通 6 克　黑元参 30 克　夏枯草 18 克
甘草 6 克　煎服

二诊：1978 年 2 月 27 日上方服 30 剂。自觉视物
清楚，视力右 0.2，左 0.7。眼科眼底所见，网膜大
片出血大部吸收。嘱继服前方，加重夏枯草至 30 克。

42. 暴盲

刘某，男，28 岁，病历 81936 号。

1977 年 12 月 11 日住院，于 20 天前突然双目失
明。眼科检查：双外眼（一），瞳孔、眼底、眼压、
眼肌运动、面部感觉皆正常，双眼晶体透明，双眼无
光感，对光反射直、间接正常，血压正常。

1977年12月15日，眼科邀会诊。主诉：小便偶尔余沥，两星期无大便，头胀、头晕、耳发堵、不欲食饮，四末清凉。夙质情绪不定，怒郁气逆，五志违和，悒折中阳，清阳不升，目不得视。先投黄龙汤加芥穗、蔓荆子、辛夷。3剂。

1977年12月19日，药后便调，仍不得视。更法，益气斡旋清阳。

草决明15克　米香附24克　菊花21克　蔓荆子12克　升麻10克　葛根18克　赤芍18克　细辛（后入）24克　僵蚕10克　茶叶一小撮（后入）煎服

1977年12月28日连服9剂，于是日晚11点突然视物明了。29日查目力：右0.9，近1，左0.8，近2。出院。

43. 坐骨神经痛

朱某，男，35岁。矿工报社。

1978年2月27日，右臀部及股、腿疼痛，约一年之久。曾诊坐骨神经痛住院治疗。曾患关节发炎，韧带炎，近半年右臀、腿肌肉渐萎缩，走路斜身于左，跛行。有时疼痛较重，痛时由臀、股后面向小腿外侧到脚外缘及足背，身体斜向对方疼痛加剧，睡卧不敢翻身。形气虚黄贫，舌淡平，存津，脉虚濡，劳损肢阳，精筋厥极，碍其通络，发为肌萎，以鼓旋之势，疏化络滞，奋阳苏复。

三棱15克　黄芩12克　蚕砂（包煎）30克　当归21克　炙川乌6克　浮萍24克　金毛狗脊18克

防己6克　防风10克　炙草乌6克　细辛（后入）60克　伸筋草21克　川椒3克　薏米30克　煎服

1978年5月22日，上方继服55剂，早已运动自如，无何痛楚，肌肉渐复，仍原方巩固之。

44. 唾沫流涎

徐某，男，11岁。

1978年3月11日，由三年前即经常唾沫、流口涎。近一年咳嗽唾沫，并脐腹疼痛，晨起尤重，曾服驱蛔药，不时咳嗽流涎及白沫加重。形气黄白，舌质淡，脾寒虚，客邪涉肺，羁留寒邪，标伤两源，温中驱标。小青龙汤加减。

雷丸（打）15克　薤白12克　细辛（后入）15克　苏叶12克　文术10克　干姜6克　桂枝6克　麻黄6克　白芍15克　半夏10克　甘草15克　大枣10枚　鲜姜10片

1978年3月20日其母来取药，说6剂药服完已不吐，不流涎，咳嗽偶有。再法加桂枝10克，3剂。

45. 胆系感染灼热痛楚

王某，男，25岁，唐山市第三人民医院工作。

1978年6月10日由三院转我院。灼热20余天，不得控制，日发几次（体温38℃）。外恶冷，口苦，欲呕，不思饮食，小便黄，右胁疼痛掣及后背，畏扪，黄贫病容，舌淡濡，无苔，脉细短数，均诊：胆系感染。胆为清府，净洁之官，内脏清，性苦寒，客忤犯胆，乱其胆静，阻其胆之动，不通则滞，滞则痛，性喜疏通，辛开温散，切忌苦寒，胆汁得行，解而不结，散而不敛。

桂枝 4.5 克　苏叶 15 克　细辛（后入）15 克
云故纸 15 克　两头尖 15 克　丹参 30 克　郁金 15 克
苏赤木 20 克　金银花 60 克　片姜黄 10 克　文术 6 克
赤芍 20 克　泽兰 60 克

1978 年 7 月 4 日服药 21 剂，即上班工作。云服药不足 10 剂时，灼热恢复，疼痛已止。

46. 类风湿关节炎（一）

白某，女，28 岁。

1978 年 6 月 17 日，风湿肿痛已三年。产后各关节疼痛较重，经常低热，易汗，食欲减退。大便不整，畏寒，手足发冷，疲劳，膝、腕类风湿结节，右手腕关节强直肿痛，如半个鸡蛋大小 2 处。指关节如棱畸形改变，右手大小鱼际呈现萎缩。左手腕亦肿较轻。左、右膝，右内踝关节肿胀，晨起不得动转，肿胀疼痛较厉害。验血：血沉 84mm/小时，白细胞 21000。类风湿因子阳性，典型的 X 线表现。舌体薄，被黄苔，脉濡涩。劳怯、形气夺，肌肉消，阳微风寒，损及营络，湿浊化热，络外着积，湿热阻遏，关节瘀肿。血为气之依归，湿热着附，升降无权，理从营议，通络化湿，加辛以散风寒。

片姜黄 12 克　金毛狗脊 15 克　骨碎补 30 克　苏赤木 15 克　晚蚕砂（包煎）60 克　红花 12 克　刘寄奴 30 克　泽兰 24 克　细辛（后入）24 克　独活 6 克
防己 12 克　煎服

1978 年 7 月 13 日服完 21 剂，关节肿胀及红斑结节消退，体温正常，尚有疼痛。较重部位未得全复，仍肌萎。拟前法加有情之属以静中求动。加血竭花 6 克（为细面温开水均两次冲服），鹿角霜（先煎）60 克，全蝎 6 克，蕲蛇 30 克，细辛加至 45 克。

1978 年 8 月 19 日，继服 28 剂，肌力恢复，肌肉渐复，关节无何不适，化验、X 线皆正常。至 1989 年 11 月 16 日追访，说一直未作，身体健康。

47. 类风湿关节炎（二）

李某，女，31 岁，医师。

1984 年 1 月 31 日，各关节疼痛由 1981 年 10 月至产后发病加重。始由手、腕关节及趾关节其余大关节皆肿痛，肿前灼热，近 1 年手指及腕关节畸形，左掌指变形加重，各关节畏冷，右手大小鱼际萎缩，双手无握力，右下肢肌肉萎缩，右膝下 15cm 处腿围 33.8cm，左膝下 15cm 处腿围 36.7cm，左外踝及足背肿胀厉害。

类风湿因子（＋），血沉 3mm/h，抗链"O"440 单位，舌绛红燥，脉取沉虚数。风湿着血，血附湿因血脉不营，而阴乏通调，关薮积血，湿附趾、踝、膝、腕等关节，痹痛。仲景于劳伤痹痛，通络每取虫蚁，宣通血分与湿共逐，俾不致瘀着。

当归 20 克　水蛭 10 克　苦参 10 克　蚕砂（包煎）30 克　乌蛇 15 克　三棱 20 克　生薏米 30 克　防己 6 克　细辛（后入）45 克　地龙 12 克　煅自然铜（先煎）15 克　赤芍 20 克　红花 12 克　木贼 40

克　附子12克　炙川乌3克　煎服

1984年3月2日，上方服30剂，肿痛完全消失，右手大小鱼际已恢复，能轻工作。更温通宣化，藉其升阳以涵阴，新邪宜急散，宿邪宜缓攻，丸药施治。

鹿角霜250克　全蝎60克　功劳叶60克　白蕲蛇40克　乌蛇60克　防己30克　骨碎补60克　血竭花30克　自然铜（煅）30克　细辛90克　红花60克　炙川乌30克　炙草乌30克　南星20克　海桐皮60克　片姜黄24克　木瓜30克　穿山甲30克　羊骨炭（前胫）250克　三棱60克

上药20味共为极细面，蜜丸，6克重，每服3粒，日服3次，黄酒送下。

1984年6月24日与李矿长开会相遇，主动告诉说早已整日工作，寒暑霪雨一直未犯。

48. 静脉炎（两小腿溃疡）

仇某，男，18岁，病历59801号。

1978年6月23日自述由地震后两小腿肿痛，逐渐变坏。

形气衰薄，体龄不符。舌体薄，质淡红，皮凉，脉濡涩。两小腿大面积溃疡（左内踝上4cm×13cm，外3cm×8cm，部分毗连；右踝上内外12cm全部溃变），色泽沉积棕黑色，并成条索硬结，触之痛楚。非溃处两腿静脉脉络怒张，温度低，夜静痛楚尤甚，步履窘迫，两腿腓肠肌时有痉挛，跌阳脉尚可，踝动脉因溃疡不便触之。经外科会诊，为静脉栓塞溃疡。久不愈合，经多方治疗效果不明显。

良由体弱，劳羸，气血衰亏，气血搏运循络不常，体凉有失运化，宿瘀留恋小络一结节，荣卫闭塞不通，挛厥迭发，内陷少阴，宿瘀内阻，则发肿、痛、厥脱之变，蚁穴溃堤，逐面之大。俾温从外达。咸运血络，始是病之去路。

当归60克　浮萍30克　路路通3克　细辛（后入）90克　元参30克　生艾叶21克　大黄3克　水煎服

7月17日上方连服21剂，色泽已改变，温度正常，步履不甚痛楚，痉挛消失，索状结节变软部分消失，溃疡面大部愈合，惟左内踝愈合困难，更法护其卫气。

生牡蛎（先煎）60克　金银花60克　桂枝12克　瓜蒌30克　浙贝12克　大黄3克　煎服

7月24日上方服6剂，左内踝溃面显著缩小至蚕豆大，其他新肉芽组织增生，色泽逐渐正常，睡时亦无痛楚。复转6月23日，原方加桂枝12克，细辛量加至120克。

另配制川贝0.6克，血竭花0.9克，麝香0.15克，共为细面上溃面。

8月2日上方服6剂，皮色正常，步履远行亦无痛楚，感觉轻便，溃面完全愈合，周缘组织平坦。至1988年追访复查未作。

49.耳聋（传导性耳聋）

王某，男，51岁，病历7467号。

1978年9月11日，耳聋七个月，逐渐加重，易患伤风感冒，鼻息不利，口苦、心悸、少眠，饮食不振，头晕，耳鸣，耳聋。耳科检查，鼓膜内陷，双耳鼓膜（一），吕内双侧（一），韦伯右，听力双侧30％。形瘦，舌淡，存津。脉虚濡。阳明、少阴、太阴痰火交郁；风邪交织，与阴虚火炎不同，肺之络会在耳，风热上甚，窍与络俱为之闭，耳聋不已。通窍以开，宣提肺气。尊沈氏芎芷散原剂。

川芎 6 克　白芷 10 克　细辛（后入）30 克　陈皮 12 克　炒苍术 10 克　菖蒲 10 克　厚朴 12 克　半夏 15 克　木通 6 克　肉桂 1.5 克　苏叶 15 克　甘草 6 克　生姜 3 片　葱白两茎　清水煎服

1978 年 10 月 20 日已服 18 剂，耳聋逐渐恢复，听力双侧 60％，又云过敏性鼻炎也愈。

50. 室性早搏

李某，男，44 岁，疗养院工作。

1979 年 8 月 29 日，因心律失常转我院。患者心慌、气短不续、胸闷不舒，已二年之久。易怒，情绪不稳定。发作时出冷汗，四肢（末）冷，颜面变白，脱色，头晕，懒言。舌质淡红，无苔，脉象短、结，心率 64 次/分。心电图示：频发室性早搏，部分形成二联律。怒折志向，气失摄约，心阳虚、卫阳不守，两阳不能绾摄，外脱阳浮，悸而汗出变白，肢末冷，脾阳不运，舌淡，脉短不循绪亦阳虚。辛温扶阳，以助心胸，镇以固摄阳浮。

五加皮 10 克　薤白 30 克　干姜 6 克　龙齿（打烂先煎）30 克　生牡蛎（先煎）60 克　半夏 20 克

桂枝6克　皂刺15克　附子12克　茯苓12克　细辛（后入）30克　五灵脂6克　炙甘草45克　鲜姜20片　煎服

1979年10月31日，服24剂，心悸，气短消失，四末温感，情绪较稳定。坚持工作。三次心电图，恢复正常。1982年11月复查，心电图正常。至今未复作。

51. 各类女性不孕症

余在石家庄讲学时，廊坊王秀玲医师验之于临床总结14例，除1例服药中辍未育，余皆孕育。

年龄27～29岁8例；30～35岁6例。

不孕时间3～10年。

服药剂数最多80剂，最少26剂。

性质：原发不孕12例，继发不孕2例。

子宫发育不良5例（其中后倾1例，卵巢功能不佳1例）。

子宫发育过小2例（其中后倾1例）。

子宫内膜增殖期不排卵5例。

子宫内膜结核、输卵管炎1例。

输卵管不通1例。

嗣子汤：鹿含草60～80克　菟丝子（包煎）20克　白蒺藜20克　细辛（后入）30～60克　辛夷30克　良姜15克　米香附12克　当归20～30克　槟榔20克　煎服

注：痛经重者兼服红花当归散（红花、当归、刘寄奴、白芷、紫葳、肉桂、怀牛膝、赤芍、苏木）。

胞元火定，任脉通，太冲脉盛，月事以时下则妊子；肾气旺盛，藏精系胞，摄精而孕。否则胞宫寒凝，七情内伤，或病经或胞宫生长不良，不能摄而不孕。治宜补肾添精调理督、任、冲脉，发育胞宫。细辛、鹿含草为益肾壮督，益精血，补督脉之要药《得配本草》曰："细辛主督脉为病"。

李某，29 岁，廊坊地区医院护士。

婚后 3 年（未避孕）未孕。1980 年 5 月 20 日，经本院妇产科检查：子宫发育不良，诊刮病理报告："为增殖期宫内膜"。月事常 50～60 天，以至 90 天一行，色黯红，量少有块。行经腹痛严重，行经不畅感，少腹坠重。形气平，舌质暗无苔，边缘瘀斑，脉沉细涩。诊不育症，服嗣子汤 40 剂，月事周期正常（28～30 天），经色及量正常。继服 28 剂，1980 年 10 月 15 日，诊刮为分泌期宫内膜月经调畅。三次妇科复查，子宫发育改变。

1982 年 1 月 10 日生一男婴。

张某，28 岁，教员。1980 年 1 月 10 日初诊。主诉：婚后三年余未孕。经妇科检查：子宫发育过小并后倾。诊断：原发不孕。

患者形衰色悴，月事衍期 60～90 天一行，甚则150～210 天。凤质小腹坠意感，经期腹痛厉害，两乳胀痛，经色紫黯，量少有块，舌质淡红，浮白薄苔，脉沉濡。肾经虚损，冲任失摄，子肠不育，掣及气冲隐重。重在充营任督。予嗣子汤 46 剂，经水逐渐适时来潮，色黯红量正常。继服以是方制成丸药 6 克重，每日早晚各服3粒。

于1981年3月5日生一男婴。

52. 静脉炎

王某，男，48岁，病历35927号。

1980年7月9日，因走路困难，右腿疼痛膀肿而住院。近来两腿酸软，步履伊始疼痛，跛重，尤其是股髀疼痛，右腿膀肿皆陷，内外踝部成泥陷，股内浅表静脉怒张明显。右腿温度低于左侧，右足背动脉亦弱于左。腿围：右腹股下6cm处65.5cm，左腹股下6cm处63cm，右膝下12cm处42.8cm，左膝下12cm处39cm。寸口脉濡象，舌质边带紫色，被白苔溥及，外科诊静脉炎。病罹暑天，暑湿夹于七情，附着血路，着于络道，气机壅痹，营卫乖和，窒碍运营，肌膜膀肿。不先逐湿万难从气而化。

浙贝15克　土茯苓30克　浮萍20克　当归15克　川芎6克　夏枯草20克　杏仁12克　萆薢30克　细辛（后入）30克　狗脊12克　骨碎补20克　忍冬藤30克　川椒6克　水煎服

1980年8月21日，服药32剂，膀肿逐渐变软，渐消，疼痛好转，自觉已愈大半。下肢温度右低于左，拟带方带药回家。仍按原方加重细辛至60克，土茯苓60克，加黑元参30克、怀牛膝20克，嘱继续观察服药。

1980年11月14日又继服40剂，步履恢复，膀肿消退。腿围：右比左股部围差0.8cm，膝下围差0.5cm，无何痛楚。

53. 病毒性心肌炎

车某，男，8岁。

因心慌、气短10天，于1980年8月16日入院。患儿平素体健，于10余天前感冒后出现心悸、心烦、汗多、胸闷憋气，睡眠易惊，舌红（杞果色）、唇干，脉无伦次。心电图示：频发房性期前收缩，左前分枝阻滞。临床诊断：病毒性心肌炎。

阴盛阳微（舌红汗多），君火不明，稚阳冲折，阳气独行。损其心者，益其荣卫。

远志10克　五味子6克　生龙齿（打碎先煎）15克　薤白10克　细辛（后入）10克　明党参15克　附子6克　半夏10克　茯苓30克　五灵脂10克　鲜姜10片　煎服

1980年9月24日，服药36剂，前述症状消失如常人。复查心电图示：窦性心律，大致正常。

54. 头颤

刘某，女，44岁，病历34330号。教师。

1980年9月10日，摇头已4年，时头痛。因"文革"受迫害，精神摧辱，逐而不时摇头，近一、二年头痛较重，集中精力时如穿针，书写头颤厉害。形气虚黄白，舌润存津，脉沉细无力。血压、心电图、脑血流图皆正常。神思紧迫，气劳血耗，血弗荣颤，清阳凋丧。拟宣暄保摄，补益上虚，清镇护神，并嘱安静勿劳。

葛根30克　桂枝6克　白芍21克　钩藤（后入）

21克　秦艽12克　紫云英（先煎）30克　细辛（后入）15克　蔓荆子21克　当归21克　薤仁12克　女贞子21克　煎服

　　1980年10月20日上方服28剂，细辛用量递增至45克，余略有加减。加煅铁落、紫贝齿等。服药后精神愈集中而头不摇、手不颤，穿针书写正常，头痛已复。再法嘱服10剂。停药观察。1989年10月30日再次追访，说身体健壮，一直未作。

55. 大动脉炎（结核风湿性）

　　姚某，女，26岁，内蒙古人，北京军区总医院转来。

　　1981年12月21日，主诉：头痛6～7年，伴左上下肢麻木疼痛。1977年曾患结核胸膜炎，1979年四肢关节疼痛，近二年自觉无精神。现仍关节痛，左半身疼痛、麻木，尤其是左臂较重，指端痛麻更重，头晕、头痛。颜面成痤，红晕结节如蚕豆大，局部压痛，上下肢皮下散在结节。查：左上肢血压"0"，右上肢血压110/70mmHg。左侧温度低于右，舌质绛被白苔，左三部脉未触及，右三部脉微。四肢血流图：左上肢单波波幅0.07Ω，每分波幅4.76Ω；右下肢单波波幅0.14Ω，每分波幅9.52Ω；左下肢单波波幅0.04Ω，每分波幅2.72Ω。右上肢血流量正常；左上肢及双下肢搏动性血流量均减少。

　　无脉症实由劳怵，阴损已极，滞阻大经，必濒绝路，势欲成痨。重为咸寒降其逆，辛温通其痹，再以渗化辛窜，守服不懈，加以静养。

黑元参 120 克　土茯苓 90 克　当归 20 克　菊花 60 克　芥穗 12 克　干漆（炒烟烬）10 克　川芎 15 克 细辛（后入）45 克　穿山甲 15 克　血竭花（为极细面温开水分两次冲服）12 克　皂刺 20 克　忍冬藤 60 克　水蛭 12 克　煎服

1982 年 4 月 8 日，上方服 70 剂，面痉消失，略胖肿，头不痛，余皆好转。左血压 94/60mmHg；右血压 110/70mmHg。左脉三部沉细，右脉三部缓象。左右温度相称。复查：四肢血流图：左上肢单波波幅 0.16Ω，每分波幅 11.36Ω，右与左相同；左下肢单波波幅 0.08Ω，每分波幅 6.64Ω，右下肢单波波幅 0.07Ω，每分波幅 5.81Ω。与初诊比较明显好转。

1. 皂刺 200 克熬水煎下药。

2. 鹿含草 100 克　当归 60 克　萆薢 60 克　桂枝 20 克　细辛（后入）60 克　浙贝 30 克　柏子仁 20 克 穿山甲 6 克　黑元参 60 克　丹参 30 克　皂刺 30 克 忍冬藤 60 克　五加皮 20 克　蕤仁 20 克　煎服

1983 年 1 月 10 日（严寒季节），上方守服 150 剂后，血压左 98/70mmHg，右 110/70mmHg，温度皆正常，体重增加，精神恢复，心率 83 次/分。血流图：左上肢单波波幅 0.12Ω，每分波幅 9.96Ω；右上肢单波波幅 0.10Ω，每分波幅 8.3Ω。而后每年春节由京来唐复查一次，血压、脉、精神均正常。

56. 脑炎后癫痫

王某，男，21 岁，林西中街。

1983 年 8 月 4 日，由 1981 年 12 月散发性脑炎后癫痫，经常发作，近一年加重，偶有间日发作。头晕、头痛，会厌如异物感，呕吐，颈项强，夜梦惊醒，发作抽搐，口涎冒沫，口紧握拳，不省人事，或卒然跌倒，遗尿，重则遗便。形貌怯弱，色白而嫩，舌淡而胖，齿痕，无苔，中心黑，脉沉缓无力。癫者颠也，勃于脊髓，惊通于肝，风旋脑络，清明之气，邪浊所蒙，痰涎沤胆，无所识知。大用辛温刚燥，佐以攻风劫痰，代天宣化，升降通颠。

郁金10克　蝉蜕15克　细辛（后入）60克　胆星6克　天南星3克　化橘红15克　橘络（后入）15克　白薇20克　大黄3克　芥穗10克　僵蚕12克　苏叶12克　水蛭15克　煎服

另服丸药方：郁金30克　蝉蜕60克　大黄30克　细辛90克　芥穗20克　僵蚕30克　苏叶40克　茯苓40克　泽泻60克　橘络60克　水蛭60克　胆草30克　蜈蚣30条　血竭花60克　竺黄100克　蜥蜴300条　全蝎20克　胆星15克　天南星15克　化橘红60克　青皮40克　白薇60克　上药22味共为极细末，炼蜜为丸，3克重，每服4粒，日服3次，白水送下。

1983年11月15日，汤药服55剂，丸药一料始尽。用药后一直未发作，仅丸药断后，偶尔一次，但未抽，精神显著恢复，体质渐恢复。再法丸药如法配制继服，汤药暂停。

1984年3月30日，已5个多月一直未作，一切正常。

1988年6月伊亲戚（本院医师）告诉说一直未犯。

57. 色盲

杨某，男，25岁。

1984年9月7日，由眼科转来。因报考司机，进行"色盲"检查。经反复检查后，仍辨认不清图谱上色彩。又通过不同时日检查三次，皆将图之88读为89，602读为98或辨识不清，291仅读出9，动物"羊"识为"鸡"等，而名落孙山。据谈19岁兵役查体时亦因色盲而落第。

形气尚可，体壮，舌燥少津，脉弦。从其症，系肝肾之精不能上充于目，目不识色，治宜补先清扬益气。益气聪明汤加味。

蔓荆子（打）15克　芥穗10克　菊花60克　羌活6克　升麻6克　葛根20克　细辛（后入）30克　盐柏6克　巴戟天20克　肉苁蓉20克　辛夷20克　夜明沙30克（包煎）　蒙花12克　五灵脂10克　元参30克

连服66剂，自述辨色正常。由色盲检查图检查：88、602、倒看209、及动物"羊"，皆在规定时间内顺利读识，惟291时间超越15秒亦读出291。更方：

熟地30克　楮实子20克　白蒺藜20克　蔓荆子（打）20克　升麻10克　盐柏6克　赤芍15克　细辛（后入）90克　辛夷20克　巴戟天20克　菟丝子20克

连服21剂后，报考司机查体，在规定时间内顺利读识无误。

注：细辛原量为30克，每15剂递增20克。

58. 栓塞性静脉炎

李桂英，女，40岁，病历71124号。

1985年1月17日左下肢肿胀约2个月之久。步履笨重疲劳，行路一里疼痛、酸楚、麻木，偶尔痛到不能动转，或有抽搐。患侧皮下溢弥血缕，浅静脉怒张明显，成网织满布。腹股动脉及足背、踝后动脉正常，血化验正常。舌质红绛，无苔。脉沉小涩。检查：右膝上10cm处腿围52cm；左膝上10cm处腿围55cm；右膝下10cm处腿围40cm；左膝下10cm处腿围43.5cm。左股静脉栓塞性脉管炎。

劳损血络，营卫错乱，输运回归难速，积滞未免羁留，外渗肤腠，瞤惕麻痹，发为膀肿。辛通咸消，温以导滞，淡以渗流，以利归途。

当归30克　路路通5个　漏芦20克　赤芍15克　䗪虫12克　桂枝10克　细辛（后入）30克　通草6克　浙贝10克　水蛭15克　海藻20克　金银花60克　黑元参60克　防己15克

1985年2月10日，服21剂，自觉步履轻便，已无酸麻痛胀之感，左腿围减1～1.5cm。又说药后未抽。更法大黄附子汤：细辛（后入）90克　路路通5个　黑元参60克　生艾叶10克　水蛭20克　附子30克　当归20克　浙贝20克　苦参20克　海螵蛸（先煎）60克　大黄1克　茜草20克　煎服

1985年3月21日继服32剂，患肢症状消失，腿围仍较健侧差0.5～1.0cm，停药。

注：细辛量最多用120克。

59. 多发性骨软骨瘤

刘某，女，20岁，病历11078号。

1985年5月18日就诊。主诉：12年前，左手腕始现骨瘤，后渐及各部位大小不等，近六七年加剧而肢体尪羸，膝膑变粗隆起，屈伸不利，蹲坐站立困难，时拘挛如掣，遇风寒或伤劳痛如锥刀所刺，迫行双膝碰撞，两臂不得抬举，右背高凸，手不得持碗筷。几经京、津各医院检查，确诊为多发性骨软骨瘤，各种治疗罔效。

检查：右桡骨近内腕1处2cm×2cm×2cm，右肩2处6.2cm×9cm×4cm，右肩胛1处13cm×9cm×1.5cm，右胫骨下近内踝2处1cm×1cm×1cm，右胫骨上端外1处5cm×2.5cm×2.5cm，右股骨下端外1处7cm×5cm×3cm，左桡骨外腕1处内腕2处1cm×0.6cm×0.4cm，左胫骨下端近内踝2处、外踝1处2cm×2cm×2cm，左胫骨上端外2处7cm×4cm×1.5cm，内1处2cm×2cm×2cm，左股骨下端外2处5cm×4cm×3cm，内4cm×2.5cm×2.5cm，左肋骨（乳下）1处2.2cm×2cm×2cm，其他手指各部未计在内共25处。皆骨骼峻嶒。形瘦、形虚，唇焦口涩，舌少津，脉小而虚数。拟采用十大功劳酒配方加减治疗。

1. 细料药　炙川乌、白芷、炙草乌各30克，细辛60～90克，炒延胡索、炙南星、白蕲蛇、蝉蜕、僵蚕、桃仁、血竭花、醋煅阳起石、炙没药、炙山甲各60克，蜈蚣500条，金钱白花蛇3条，木鳖子仁

30克，炒白芥子 15克，蛇蜕炭 30克，蜈蚣 30条，全蝎 120克，䗪虫 120克，羊骨炭（前胫骨煅炭）180克，上药备齐待用。

2. 浓缩药　五加皮、木贼、三棱各 300克，当归、秦艽、萆薢、穿山龙、红花、功劳叶、骨碎补、防己各 250克，川椒 100克，伸筋草、海藻、海桐皮、莪术、淫羊藿、桦木细白皮（剪碎微炒）各 500克。上 18味药洗净，纳入大锅多放水煎 2小时，舀另一桶内再添水，这样反复 2～3次，然后单熬煎好之药汁成浸膏最后烘干，再对细料药共为细面，加蜜制作成重 6克 1丸。每服 3粒，日服 3次，黄酒送下。

1986年 5月 1日复诊时自己走来。服药后骨瘤未再增长，各关节活动较轻松，手臂及下肢能屈伸，并能蹲位，疼痛显著好转，能步行一里路。继上方再服一料。

1987年 3月 3日复诊：形体已壮，体重显著增加，无疼痛感觉，膝关节正常，大的骨瘤渐渐回缩，3个已变平，小的骨瘤完全消失。上班工作，至今健康。

60. 游滞性脉管炎（静脉游滞脉管炎）

王某，女，24岁，病历 24355号。

1985年 7月 24日病人由母、妹送来。左足跟痛，左胯及腹股处痛，双下肢重度膀肿已两个月之久。胸痛，双下肢静脉曲张，左踝部肿胀尤甚，左上胸壁皮肤亦见皮下静脉，各部散在皮下硬节十数个。周身及颜面报绛，瘀而滞，舌红充如牛肉，寸口、趺阳脉皆细弱，血沉 44mm/h。

血滞大络，血脉失循，气阻痰滞，由双下肢肿波及全身，游滞脉管而得名。咸寒咸温并举，变咸通之法（咸能入营），血尚无凝着（尚未溃破），气可宣通。

细辛（后入）30 克　黑元参 60 克　大黄 1 克　当归 30 克　赤芍 15 克　路路通 5 个　漏芦 12 克　怀牛膝 20 克　葛根 15 克　桂枝 15 克　通草 6 克　浮萍 30 克　地龙 20 克　水蛭 20 克　煎服

1985 年 9 月 11 日，病人自己来门诊，上方服 36 剂，如同另一个人。形气相生，荣颜，精神愉快，说无何痛楚，步履自如，全身膀肿消失（尤其双下肢），各部硬节均消融，亦无疲劳感。经谈院长复查拟停药。更咸寒通逐，以巩固之。原剂加夏枯草 20 克、海螵蛸（先煎）30 克、当归 30 克、赤芍 15 克、路路通 5 个、漏芦 12 克、怀牛膝 20 克、桂枝 15 克、通草 6 克、水蛭 20 克、细辛（后入）90 克、元参 90 克，煎服。

9 月 30 日来复查，云继服 18 剂后痊愈上班。

61. 无脉症（多发性大动脉炎）

王某，女，32 岁，病历 19263 号。

1985 年 9 月 25 日，由心血管专家王之桐主任医师介绍来诊。病二年，全身痛，无力，神志失聪，颜面虚，肌肉疼痛，持续发热。京津诊多发性大动脉炎。左颈动脉摸不到，双臂血压"0"，双寸口（桡骨）脉未摸到。右侧颞、眉、鼻、唇、颈及股足背、踝骨脉尚能摸到。右颜面正常，左颜面肌肉近似萎缩，双侧股内侧皮下结节，左腹股沟结节较大（约蚕豆大小），疼痛。心界不大，无杂音，心音正常，肝脾不大。舌体胖大，质绛，苔左半苔。双上肢温度尚平，握力左侧较弱。超声血管检查报告：①两侧头动脉狭窄。②左股动脉狭窄，右股动脉未见异常。③主动脉弓未见异常。流变劳伤，阴损空窍，屏障绝迹，无所通络，痿厥无脉。宜升大气，令阳弗僭，先营空窍，再议轻淡发运。

漏芦30克　细辛（后入）60克　苏赤木30克　水蛭20克　芦荟1克　桑枝30克　血竭花12克（为极细面温开水分两次冲服）　当归60克　黑元参60克　萆薢30克　煎服　日服两剂，4次，每次300～500毫升。

10月25日，二诊服完40剂，双臂血压在100mmHg，能听到第一音，下肢冷凉，膝盖及下肢足跟痛，右侧脉可见，但不明显，下腹结节渐小，显著好转。

茄根30克　桑枝30克　明没药6克　细辛（后入）120克　漏芦30克　水蛭20克　不留行30克　当归30克　地龙20克　丹参60克　元参60克　浮萍30克　五加皮20克　附子20克　大黄6克　血竭花15克（为极细面温开水分两次冲服）　煎服　日2次

1985年12月18日两次共服80剂，自觉无不适，精神恢复。左臂血压100/80mmHg，右臂血压100/

0mmHg。下肢已不甚凉，膝腿足跟已不痛。索状结节及左腹股沟结节消失，双侧寸口脉可扪到，左侧动脉全部能摸到，左颜面萎缩痊愈。再法原案加重轻淡发散剂。桑枝量至40克，茄根40克，细辛至180克，加红花30克，木贼60克。

1986年11月复查，上方服36剂，后未服药，血压、脉完全恢复，体重增加，正常工作。

62. 淋巴结炎

王某，女，23岁，病历23184号，开滦唐家庄矿医院转诊我院。

1985年11月8日，左脚肿胀至膝上两个月。又说一年前曾患此症。不能步履，疼痛至腹股部，经常灼热，虚汗出。左脚（跗、踝）肿胀，皮肤红彤光亮没踝，膝亦肿平，迫已至股。左膝下数条成索状结节。形气盛，舌红绛，舌本强。脉数有力，左足背动脉重扪微微显见。血沉40mm/h。左下肢淋巴结节炎。久发频发之恙，必伤及大络，络乃聚血循行之所，久病必瘀闭，女性情怀悒郁，气滞气阻，不得阳复。大凡经云气络主血，久病血瘀，瘀从阳碍。通阳行瘀，济阴除陈。大黄附子汤。

茜草20克　海螵蛸（先煎）30克　海藻30克　穿山甲12克　大黄3克　附子12克　细辛（后入）30克　漏芦20克　怀牛膝20克　金银花90克　赤芍20克　薏米30克　煎服

1986年1月13日，上方服39剂。左由脚至股肿胀完全消失，红晕结节亦消失。惟近日觉冷感。加生艾叶 6 克，附子 20 克。

1986 年 2 月 3 日，上方服 12 剂，肿胀结节完全消失，又说步履无不适感，亦无冷感。特意复查，停药痊愈。

63. 风湿低热

李某，女，33 岁，迁安县人。

1985 年 11 月 20 日，长期低热约一年半，久治不愈。遍体各关节皆肿，胀痛，尤其指关节，膝关节肿痛而色未变。外恶风，畏冷，着装重裹。体温 37.5℃左右，口腔糜烂，食少辄呕。血沉 46mm/h，抗"O" 1250U。形气虚，舌体濡，质微绛，被薄苔。脉取涩象。湿附着血，经络势必窒碍，久留关窍为之，肿痛，湿郁化热，气郁化火，正不敌邪，间其寒热。补正则滞邪，攻邪则正虚，血通络自活，风湿随辛解。

附子 12 克　大黄 1 克　细辛（后入）15 克　泽兰 30 克　水蛭 15 克　地龙 10 克　浮萍 20 克　白丝瓜络 6 克　当归 10 克　红花 10 克　净金银花 90 克　蚕砂（包煎）20 克。

1986 年 1 月 18 日，服完 30 剂药后，体温一直正常（36℃），手指关节肿完全消退，体重增加，无恶风冷。原法，细辛加至 40 克，泽兰加至 60 克。

1986 年 3 月 17 日继服 18 剂，关节肿痛及肿胀完全消失，血沉、抗"O"正常，痊愈。

64. 深部大静脉炎

陈某，男，32 岁，病历 71182 号。开滦吕家坨矿工人。

1986 年 5 月 29 日，两下肢水肿厉害，外观红胀发亮（指陷如泥），又兼左脚跗趾外伤，疼痛不得下床。步履不便，已两个月之久。近日恶风恶冷，六月着衣重裹，汗湿当风，昼夜缄窗重纬。因汗出多形虚，舌淡灰，脉虚大。虽劳努力，气血交乱，积滞在大络，动络血逆，阳风阴恋，络中交循失守，外泄络隙，三阳（卫阳、肾阳、脾阳）不得职获。先宗大虚，获阳守中。

党参 15 克　附子（先煎）20 克　贡白术 15 克　五加皮 10 克　防风 6 克　薏米 30 克　红花 12 克　丹参 30 克　生地炭 20 克　生牡蛎（先煎）30 克　桃仁 6 克　大枣 20 枚　煎服

1986 年 7 月 9 日，服完 20 剂，表、卫、标症全除，唯双下肢肿胀不逊减，近日又吐血。舌本强，舌质绛瘀，气钝血滞，络瘀阻经，日渐瘀痹，咸温达络，藉以升阳以涵明。

生艾叶 15 克　海螵蛸（先煎）30 克　大黄 3 克　䗪虫 10 克　水蛭 20 克　僵蚕 6 克　桃仁 15 克　浮萍 20 克　细辛（后入）120 克　血竭花 6 克（为极细面温开水分两次冲服）　桑枝 30 克　干姜 3 克　煎服

1986 年 8 月 5 日，继服 22 剂后，下肢肿胀消失，运动及步履自如，能一气行三至五华里，垂朝试验平象，双腿温度正常，色泽无异，惟双下腿围尚不等。右膝下 15cm 处 42cm，左膝下 15cm 处 41cm，深部血循，营收不彻。以咸温易咸寒，通深而疗。

大黄 6 克　䗪虫 10 克　桃仁 15 克　地龙 20 克　路路通 1 个　生艾叶 15 克　水蛭 20 克　僵蚕 15 克　王不留 30 克　桑枝 30 克　血竭花 6 克（为极细面分两次温开水冲服）　元参 120 克　煎服

1986 年 9 月 6 日，又继服 20 剂，下肢肿胀完全消失，温度、色泽正常，步履方便，惟两小腿畏凉，脚趾麻。嘱应适当活动，痊愈停药。

65. 静脉栓塞性静脉脉管炎（手指高凝状态）

孙某，女，65 岁，病历 66188 号，林西矿医院谈院长介绍会诊。

1986 年 9 月 6 日初诊，1 个月前指间关节伸面脱皮（因曾患指膀肿），近半个月指端（甲床下部分坏死）红肿近乎紫色，偶尔指端燎灼。平时两手发凉，疼痛厉害。两上肢无麻木或运动障碍，无三多症状。体征：咽壁轻度充血，无渗出物，甲状腺及淋巴结不大，肢凉，无上下肢浮肿，舌如絮，脉涌至关上，经三个医院诊断，皆为斯症。

老年血枯，湿热混处血络之中，远端无血营养，痹痛，时又烁血，久必化热（燎灼），搜逐甚难，从湿阻络，指末宜通阳，通阳则化湿，二者藉助血运。

浮萍 30 克　地龙 20 克　水蛭 20 克　苏赤木 20 克　路路通 3 个　鹿含草 30 克　防风 10 克　防己 12 克　通草 10 克　厚朴 20 克　熟地 30 克　细辛（后入）60 克　桂枝 20 克　煎服

1986 年 10 月 4 日，上方共服 19 剂，时加丹参 60 克。药后无痛楚，亦无冷彻、燎灼之感，局限坏死完

74

全吸收愈合。又说遇冷、热及劳作皆无异常。停药而愈。

66. 慢性前列腺炎

李某，男，35岁。

1987年4月19日，余去长城脚下扶贫。患者小便困难，便时尿道疼痛，重则不能溺出，点滴痛痒。头晕，左上肢麻，腰腿足酸软，膝胫痛，偶在夜间腿抽筋，疲倦，尿道渗出黏液，淋沥如膏。大便时常结秘，已年余。小腹下坠坚满，面尘脱色，舌体大，被黄苔，脉沉涩。慢性前列腺炎。肝经郁火，湿热夹瘀，气化无权，腐败凝阻，撑满溺窍，瘀在里，浊阴盛，溺强出，败精气，形气脱。拟先化瘀软坚，行血通竭，气化州源。

虎杖30克　桃仁10克　大黄3克　桂枝10克　芒硝（后入）6克　细辛（后入）15克　海藻30克　穿山甲6克　红花20克　王不留行20克　怀牛膝20克　赤芍15克　丹参30克　甘草6克

嘱连服30剂，饮量要在400毫升。

1987年6月9日来唐继诊，云药已服完，尿路已不疼痛，而且早已无淋沥及黏液物。近日体重增加，形气已复。肢端微凉。略增通温少阴，以利阴气。原剂加附子15克、麻黄1克、片姜黄6克、威灵仙6克，去芒硝、虎杖。

1987年8月2日来唐复查，说继服30剂，无自觉症状，停药。

67. 周围动脉炎

刘某，男，55岁，汉沽邮电局局长。

1987年12月24日来诊。主诉：右手肿四个月之久，手掌、背如水肿，疼痛颇重，不得握物及弯曲，右胳膊疲劳乏力。形气盛，舌质绛，被白苔，脉右三关浮取短涩。右臂垂朝试验皆难忍。经天津、北京、汉沽各医院诊为末梢小动脉炎。先伤小络，肢末为阳，失其气运，血不得周营，久而冷落。先议轻淡通运。

浮萍60克　卷柏30克　柏子仁泥15克　细辛（后入）60克　续断15克　泽兰30克　王不留30克　鹿含草30克　红花20克　通草6克　丹参20克　怀牛膝20克　煎服

1988年2月2日，共服药30剂，肿已消退。说后10剂痒得很，满脱一层皮，自觉右臂胀感，右拳握紧，尚差于左。拟达经挽逆，重通大络兼顾小络。

当归30克　桂枝15克　赤芍20克　浮萍30克　细辛（后入）60克　附子3克　玄参30克　王不留30克　通草6克　怀山药30克

1988年3月31日，继续服完30剂，肿胀完全消失，功能恢复。垂朝试验无异常，可以停药。

1989年9月，伊亲戚说一直工作，未复作。

68. 右颞顶叶脑软化灶

肖某，男，62岁，青龙粮食局干部。

1988年2月22日，由唐山工人医院转来。主诉：

病发二年之久。左上肢麻木如电击，未间断，语言謇涩，不能换算89＋9＝？。步履不便，肢末冷厥。二便有时不能控制。形气充越，舌体小，质绛，被浮白苔，脉细有力。血压150/96mmHg。肝（一），脾（一），余检无异。CT检查：①右颞顶叶脑软化灶；②右基底第一丘脑区脑梗塞；③脑萎缩。脑中络阻，奇恒不得宣通通调，失营失运。拟白蔹汤《千金翼方》加减。

　　白蔹15克　干姜6克　薏米20克　枣仁15克怀牛膝20克　桂心1克　赤芍20克　鹿含草30克当归20克　细辛（后入）30克　路路通1个　菊花30克　生艾叶6克　煎服

　　1988年5月19日来诊云：已服完60剂药，上肢服至20剂，麻木已止。又继服，语言流利，换算准确（89＋9＝98），步履自如，二便自主。脑清醒，肢灵便。已无脑病之感觉，原剂去鹿含草，加香薷，细辛用至60克，嘱继服30剂。

　　1989年2月22日去唐山过此，病人痊愈。

69. 闭塞性动脉硬化

　　陶某，男，68岁，病历17968号，医师。

　　1988年7月15日，外院转诊：由5月26日，右腿疼痛厉害。素有高血压，高脂血症病史。下肢凉、麻、酸胀，步履跛行，有时痉挛。夜卧足趾向上或抬高疼痛，经常抱足而坐。右下肢皮肤颜色失荣，干燥鳞状皲裂，皮毛脆落，踇、食趾近侧色泽变暗，趾甲增厚变形。近一个月疼痛不得入睡。舌本强，质绛，脉缓，肌肉渐萎。右足背及踝后脉皆减弱于左。（工人医院诊断）闭塞性动脉硬化。劳力气泄，脉络逆乱，气攻乘络，气阻血瘀，营络壁伤，络虚则痛，络滞亦痛，痛当究血。议以辛通润血，咸温达络。大黄附子汤加味。

茄根 10 克　浮萍 30 克　红花 20 克　当归 15 克丹参 20 克　水蛭 20 克　路路通 3 个　槟榔 20 克　熟地 20 克　通草 6 克　穿山甲 6 克　大黄 3 克　细辛（后入）60 克　附子 20 克　煎服

1988 年 10 月 31 日，服药 38 剂，能自由活动，无任何不适。能步行二里路。皮肤荣润已无甲错，下肢动脉显著渐复。更复元活血，弥补瘀损。

怀牛膝 30 克　当归 20 克　穿山甲 10 克　桃仁 10 克　红花 20 克　大黄 1 克　王不留行 30 克　路路通 1 个　通草 15 克　细辛（后入）30 克　桑枝 30 克地龙 20 克　黄酒 3 盅　葱根、须寸许为引

1988 年 12 月 18 日继服 18 剂，两腿无任何不适感，步履如常。两腿脉相同，痊愈。

70. 慢性肝炎肝病容（面青铜色）

孙某，男，45 岁，病历 17760 号。

1988 年 11 月 30 日，慢性肝炎发病约七年。近二年肝区痛极，面色黑加重。疲劳，食欲不振，恶心，厌油腻，腹胀。肝区疼痛或隐痛，经常腹泻，时有低热。形气黯，面如青铜色（黧黑）。齿龈红充、渗血。舌粗糙，质厚绛。脉缓无力，肝可触及约 1cm 大小。脾稍大。胃家无停饮，TTT9 单位，TFT＋＋，转氨

酶 40 单位，小量腹水，肝掌（＋）。肝家积郁，壅阻交迫，邪伏日久，遏其升逆之威。肝、胆主流少和，肝阳勃升，络血郁积上焦，血不得荣，面色黧黑较重。治宜通其阳荣，制其阴逆。

细辛（后入）20 克　当归 20 克　夜明沙（包煎）60 克　木贼 40 克　白芍 20 克　红花 15 克　生艾叶 10 克　通草 6 克　丹参 30 克　桂枝 10 克　忍冬藤 30 克　干姜 6 克　炙甘草 20 克　大枣 20 枚　煎服

1989 年 3 月 27 日，服至 110 剂，肝区疼痛逐渐消失，症状完全消失。验血：肝功能正常，体重增加 5.6 公斤。形气面色荣悦红润，家人皆大欢喜。正如夜明沙论：久服令人喜、乐、媚、好，无忧。细辛与当归配伍，疗肝周缘过敏、肝区疼痛。

71. 解㑊（神经性饥饿）

湛某，男，32 岁，迁安县人。

1989 年 8 月 18 日，患者易饥饿、易渴，夜间尤甚。每 4 小时要进食、饮水，否则汗出、恐慌、烦躁、无力，不时吐唾沫。尿、便不多。形瘦形贫，舌淡白。脉重取虚乏虚流。肝（一）、脾（一），胃家无停饮。血压：96/56mmHg，血糖 70mg/dl，尿糖（一）。各医院诊断：低血压、低血糖、神经性饥饿。丹田火旺，坎水不藏，内寄相火，脾胃大醒，蒸消两融，消谷善饥，虚火宜补，实火宜镇，填实精气，不离脾阴，咸味以达之，启灵气以镇之。仿辟谷丹、清脾养胃汤。

骨碎补 20 克　寒水石（先煎）30 克　钟乳石

（先煎）40 克　木贼 40 克　茯苓 20 克　鸡内金 12 克
菟丝子（包煎）20 克　葛花 30 克　乌梅 3 个　熟地
30 克　磁石粉（包好先煎）40 克　细辛（后入）30
克　煎服

1989 年 10 月 9 日复诊：善饥饿已愈（每日可三
餐），唾白沫静止，亦无多饮，体重增加 3 公斤，血
糖 100mg/dl，无疲劳感。复原剂加青蒿 20 克、地骨
皮 20 克、干姜 10 克，水煎服。

1989 年 12 月 2 日，药连服 26 剂，早已痊愈。精
神正常，体重增加。

72. 二便无能症

霍某，女，44 岁，病历 1192 号。

1989 年 8 月 26 日，小解无能或零滴余沥，大便
秘结。曾住院治疗效果不著，已半年之久。肠道有灼
热感，尿赖导尿，便赖洗肠，小腹隐隐，不时疼痛。
食欲不振、恶心、欲呕、嗌干、腹胀。耻骨上畏扪，
压痛。其它检查无阳性发现。形虚、虚胖，痰湿之
质，舌质红润，浮白苔薄及，脉濡细。认为：膀胱与
大肠阳邪里实，不得转化，旋运失利，曾以五淋散合
升阳散火汤或合奔豚汤之剂。

1989 年 9 月 30 日连服 20 剂，小便灼热，尿仍无
能。便秘及腹痛恢复显著。又说近两日无药，便不爽
利。悟出非完全为阳邪里实。考虑：下元虚惫，邪气
滞留，阴气凝聚，阳气独减，大气周旋失力，三焦不
得通畅。更法降阴浊，奋元阳，阴凝散，气旋复。春
泽煎加辛以通府阳。

细辛（后入）45 克　党参 12 克　贡白术 10 克
猪苓 30 克　泽泻 40 克　肉桂 6 克　茯苓 20 克　煎服

1989 年 10 月 21 日，继服 20 剂，二便自动正常
解下，嗌不干，饮食大增，虚肿全然消失，血压 130/
80mmHg，停药观察。1989 年 11 月 24 日随访，二便
正常。

73. 重症肌无力

荣某，男，70 岁，病历 46900 号，河北省煤炭厅
厅长。

1989 年 11 月 23 日，因睁眼无能，咀嚼无力，重
度疲劳，于 1988 年 4 月在峰峰矿务局医院住院，至
1989 年 7 月又在北京首都医院住院，症状不缓解。

患者不能起床，无力睁眼，气短、截气，呼吸不
爽（时给氧），语言低微，仅一二句，不能吐痰，口
流涎，汗出，无力咀嚼，无力吞咽，小便余沥，偶有
腹痛、腹泻，颈项不得动转，不能举臂。面肌及眼外
肌瘫垂下，舌体不能伸出，肌力显著减退。寸口脉缓
无力，趺阳、踝后脉尚可。脑 CT 提示：左侧基低节
区陈旧性脑梗塞，轻度脑萎缩。肝 CT 提示：右叶后
段低密度……考虑为局限性脂肪浸润。心电图：电轴
左偏上，V_5V_6 低平。肌电图：重频可见明显递减。
新斯的明试验（＋），胆固醇 250mg％，甘油三酯
327mg％，自身抗体（－），乙肝表面抗原阳性（1：
32）。诊断：重症肌无力。

劳伤阳气，内损邪隘，阳失鼓运，邪窒不能宣
越，肌阳不苏，肌肉能量失营，上下气机不相维续，

脾络又兼湿郁，营卫邪聚阻遏，肌原不得通导宣畅，发为痹、萎、瘖、瘫。证势险笃，先通肌阳，走气分，轻淡发阳之剂。

（一）葛根 200 克，浮萍 200 克，熬水煎下药。

（二）薏仁 20 克　细辛（后入）20 克　辛夷 20 克　蝉蜕 20 克　僵蚕 12 克　菊花 30 克　石斛 20 克　淫羊藿 30 克　盐柏 6 克　知母 10 克　鲜姜 20 片煎服

注：细辛每剂递增量 3 克（1 剂 20 克、2 剂 23 克、3 剂 26 克……）。每日两剂服 4 次，每次饮量 300 毫升。

1989 年 12 月 5 日，服 24 剂，药后尿较多，上眼睑能睁开，口角已无偏垂，肌瘫渐复，咀嚼虽疲劳时中断，但休息能嚼咽，舌已能伸出（较短），颈项能转动。清阳既展舒，浊阴恐日踞，并非邪去病解，更通经舒络，奋肌原，宗《千金翼》小续命，白蔹汤化裁。

（一）葛根 200 克熬水煎下药。

（二）桂枝 3 克　附子 6 克　麻黄 3 克　红人参（先煎）3 克　赤芍 20 克　杏仁 6 克　薏米 20 克　防己 6 克　瓜蒌皮 20 克　橘络（后入）12 克　白蔹 15 克　干姜 6 克　僵蚕 12 克　玳瑁（先煎）20 克　细辛（后入）75 克　每日一剂两煎

1989 年 12 月 22 日，继服 17 剂，双手僵硬已复。张大口，吞咽鼓嘴自如，舌伸展自如，上眼睑无下垂，起床自如，能一气吃完饭（能吃炸麻花、苹果等)。进一步巩固治疗,安五脏,轻腰脚,通九窍,益肌原。草还丹加减。

芦杷子 12 克　细辛(后入)150 克　覆盆子 20 克　炙川乌 6 克　炙草乌 6 克　穿山甲 12 克　地龙 12 克　怀牛膝 20 克　僵蚕 20 克　五加皮 20 克　附子 30 克　杏仁 10 克　鹿含草 30 克　防己 6 克　水煎服

1990 年 2 月 24 日上方继服 24 剂,生活正常自理,自己洗澡、洗袜,上下楼等。痊愈,停药休养。